Kommunikation pocket für Pflegeberufe

Georg Frie
Studiendirektor,
Lehrer für Gesundheitsfachberufe,
Deutsch und Kommunikation

Illustriert von Thomas Plaßmann

Dr. Felix Büchner · Handwerk und Technik · Hamburg

ISBN 9783582-40128-1 Best.-Nr: 4574

Verlag Dr. Felix Büchner GmbH & Co. KG – Handwerk und Technik GmbH,
Lademannbogen 135, 22339 Hamburg; Postfach 63 05 00, 22331 Hamburg – 2022
E-Mail: info@handwerk-technik.de – Internet: www.handwerk-technik.de

Satz und Layout: Reemers Publishing Services GmbH, Krefeld
Umschlagmotive: iStockphoto.com, Berlin: Titel 1 (FatCamera); Titel 5 (dusanpetkovic); Shutterstock Images LLC, New York, USA: Titel 2 (ALPA PROD); Titel 3 (Halfpoint); Titel 4 (Syda Productions)
Druck: mediaprint solutions GmbH, 33100 Paderborn

Inhaltsverzeichnis

Vorwort

„Sagen Sie mal Schwester, was ist eigentlich, wenn ich nach der OP nicht mehr aufwache?"

Liebe Leserin, lieber Leser, wie Sie an der Frage bemerken, stellt die Kommunikation mit kranken Menschen für Pflegefachpersonen manchmal eine besondere Herausforderung dar. Deshalb bedarf es für deren Profession besonderer Kompetenzen: Pflegende sollen den Pflegeprozess reflektieren, situationsangemessen und verständigungsorientiert mit Patienten und Kolleginnen kommunizieren, Beratung annehmen und durchführen, Beziehungen zu Patienten aufbauen, kulturbedingte Kommunikationsbarrieren kennen und überbrücken – um nur wenige Kompetenzen des Rahmenlehrplans für generalistische Pflegefachfrauen und -männer zu erwähnen.

Das vorliegende Buch hat zum einen das Ziel, dem Leser in kompakter Form die Bedeutung der jeweiligen Kompetenzen zu vermitteln und zum anderen praxisnah zu verdeutlichen, wie mit deren Hilfe unterschiedliche Gesprächssituationen erfolgreich gestaltet werden können.

Realistische Beispiele zur Kommunikation mit Pflegebedürftigen im pflegerischen Alltag finden sich in blauen Kästen.

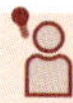

Besonders wichtige Sachverhalte, Regeln und Tipps sind in roten Kästen hervorgehoben.

Kommunikationstheoretische Grundlagen und Strategien der Gesprächsführung prägen die Kapitel 1 und 2. Den Kern des Buches bilden die Kapitel 3 und 4, in denen die Techniken zur Bewältigung relevanter Gesprächssituationen mit Pflegebedürftigen, Angehörigen und Mitgliedern des Pflegeteams erläutert werden. Die Kapitel 5 und 6 nehmen Bezug zu häufigen schriftlichen Kommunikationsanlässen in Schule und Beruf und geben praktische Hinweise für eine erfolgreiche Vorbereitung auf Präsentationen und Prüfungen.

Erworbene kommunikative Kompetenzen können jedoch leider nicht „nach Plan" in jeder Situation angewendet werden. Für die eingangs gestellte Frage gibt es also keine stets passende Antwort. Ein Transfer auf die jeweilige Situation ist nötig und – nicht immer leicht. Aber das ist das Besondere und Schöne am Beruf von Pflegefachfrauen und -männern: Pflege geschieht immer in Interaktion mit Menschen und nie kommunikationslos.

Dass Humor einen Beitrag zur Kommunikation in der Pflege leisten kann, ist unbestritten (siehe S. 49). Deshalb darf auch ein Buch zu diesem Thema nicht humorlos daherkommen. Dafür hat **Thomas Plaßmann** gesorgt. Ich danke ihm herzlich für seine pointierten Karikaturen, die den fachlichen Inhalten eine neue Gestalt geben. Mein Dank geht außerdem an **Gabriele Reinhardt**, die mich während der Entstehung dieses Buches mit wertvollen Hinweisen unterstützt hat.

Ich hoffe, dass das „Kommunikation pocket" Ihnen dabei hilft, Ihr Wissen über Kommunikation auf praktische Pflegesituationen zu übertragen. Dabei wünsche ich Ihnen Erfolg und Freude.

Hamburg, im Juli 2022

Georg Frie

Hinweis: Bei der Doppelnennung der weiblichen und männlichen Form sowie der Nennung nur eines Geschlechts sind immer auch alle anderen Geschlechter gemeint.

1 Kommunikation analysieren und reflektieren

1.1 Wege der Kommunikation

Das Wort „Kommunikation" stammt aus der lateinischen Sprache und bedeutet so viel wie „Mitteilung". Im Gesundheitswesen haben zahlreiche Personen und Institutionen das Bedürfnis, sich mehr oder weniger regelmäßig anderen mitzuteilen. Neben den ambulant oder stationär tätigen Pflegefachpersonen, die vor allem untereinander und mit Patienten kommunizieren, sind dies u. a. folgende Akteure:

- Leistungserbringer im Gesundheitswesen (Arztpraxen, Physiotherapiepraxen, Rettungsdienste, Sanitätshäuser usw.),
- Krankenversicherungen,
- Behörden und öffentliche Institutionen (z. B. Gesundheitsamt, Robert Koch-Institut (RKI), Bundeszentrale für gesundheitliche Aufklärung (BZgA) usw.),
- Angehörige,
- Selbsthilfegruppen,
- Medien (TV, Zeitungen, Apps, Blogs).

Bei der täglichen Arbeit in der Pflege treten Menschen in ganz besonderer Weise miteinander in Beziehung. Emotionen werden mit oder ohne Worte ausgedrückt und Patienten tauschen oftmals sehr persönliche Informationen mit den Pflegenden aus. Hierzu braucht es ein hohes Maß an gegenseitigem Vertrauen. Nur so können Beziehungen zwischen Pflegefachpersonen und Patienten aufgebaut und pflegerische Tätigkeiten durchgeführt werden. Je höher die Anforderung an eine konkrete Pflegesituation ist (z. B. beim notwendigen Verletzen der Intimsphäre oder bei Konflikten), desto wichtiger ist es, zwischen den verschiedenen Kommunikationsebenen und -wegen zu unterscheiden und Regeln der professionellen Gesprächsführung anwenden zu können. Nicht ohne Grund ziehen sich kommunikative Aspekte wie ein roter Faden durch fast alle curricularen Einheiten des Rahmenlehrplans für Pflegefachfrauen und -männer.

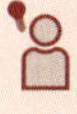

„Pflegen, ohne zu sprechen, ist kaum möglich. Reden ist also bereits Pflegen, und Sprache ist wie Medizin. Jedes Wort des Pflegenden wirkt. Einmal ausgesprochen, holt er es nie wieder zurück. Mit Worten und Gesten kann ich in nur einer Sekunde einen anderen Menschen trösten, aufrichten, ermutigen oder zum Lachen bringen. Natürlich kann ich auch genau das Gegenteil bewirken."

Sandra Mantz, Gesprächstherapeutin und Sprachkompetenztrainerin

Kommunikationsebenen

Um Kommunikationsprozesse besser zu verstehen, können in Anlehnung an die Kommunikationswissenschaftler Thorsten Quandt und Bertram Scheufele unterschiedliche Kommunikationsebenen unterschieden werden:

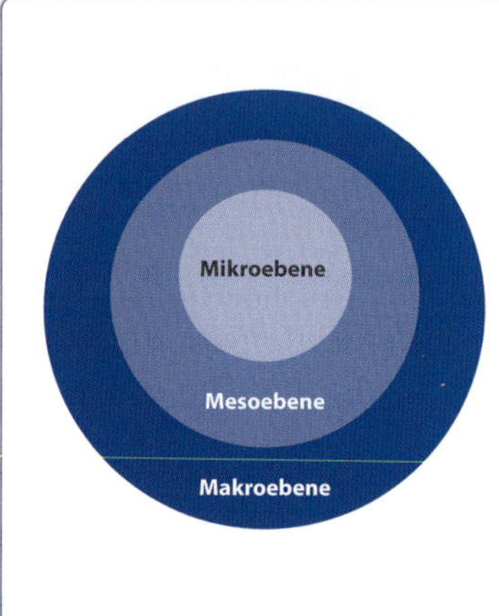

Mikroebene: Kommunikation auf intra- oder interpersoneller Ebene, meist nur zwei Personen beteiligt, z. B. Kommunikation mit Kollegin oder Patient, E-Mail an das Sanitätshaus, Bestellung eines Krankentransports.

Mesoebene: Kommunikation in und von Gruppen oder Organisationen, z. B. Kommunikation im Pflegeteam, Mitarbeiterversammlung.

Makroebene: Kommunikation auf gesellschaftlicher Ebene, beinhaltet Massenkommunikation und Organisationskommunikation. Pflegerisches Personal ist in der Regel nicht an der Kommunikation auf der Makroebene beteiligt, wird jedoch durch sie beeinflusst, z. B. Impfkampagnen des Bundesministeriums für Gesundheit (BMG) und der Bundeszentrale für gesundheitliche Aufklärung (BzgA), Zeitungsartikel zum Thema Pflegenotstand.

Ebenen der Kommunikation nach Quandt und Scheufele (2011).

Pflegefachfrauen und -männer kommunizieren im Rahmen ihrer beruflichen Tätigkeiten vorwiegend auf der Mikro- und Mesoebene. Wichtig ist dabei die Informationsweitergabe oder der Informationsaustausch zwischen zwei oder mehreren Kommunikationspartnern. Die Kommunikation kann hierbei auf ganz unterschiedliche Weise stattfinden, z. B. wenn

- Pflegefachperson und Patient sich miteinander unterhalten,
- eine Teambesprechung stattfindet,
- ein Telefongespräch geführt wird,
- eine E-Mail oder ein Brief verschickt wird,
- eine Ratgeber-Sendung im TV geschaut oder eine Fachzeitschrift gelesen wird,
- Patienten durch Pflegefachpersonen beraten werden,
- ein Kind getröstet oder ein Säugling beruhigt wird,
- schwerkranke Menschen ermutigt werden,
- ein Lächeln mehr sagt als viele Worte.

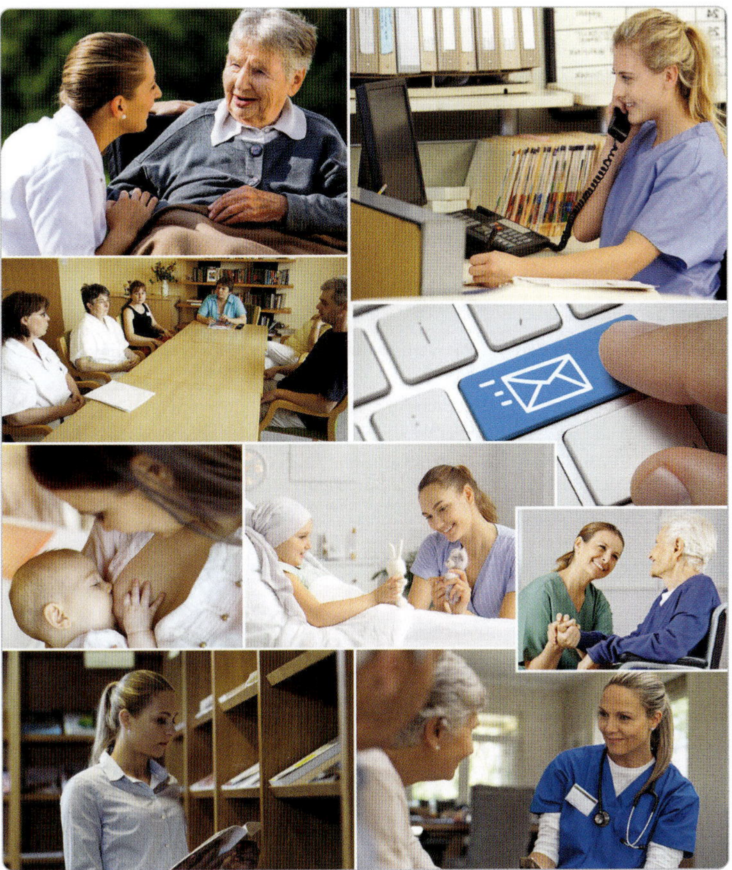

Pflegende kommunizieren auf verschiedenen Wegen.

Kommunikationswege

Kommunikation kann auf verschiedenen Wegen stattfinden. **Verbale Kommunikation** (= Kommunikation mit Worten) kann mündlich und schriftlich erfolgen. Als **paraverbale Kommunikation** bezeichnet man die individuellen Sprech- und Stimmeigenschaften der sprechenden Person, z. B. Lautstärke, Tonfall oder Dialekt. Der dritte Kommunikationsweg ist die **nonverbale Kommunikation** (= Kommunikation ohne Worte). Mimik, Gestik und Körperhaltung sind hierbei oftmals die entscheidenden Elemente.

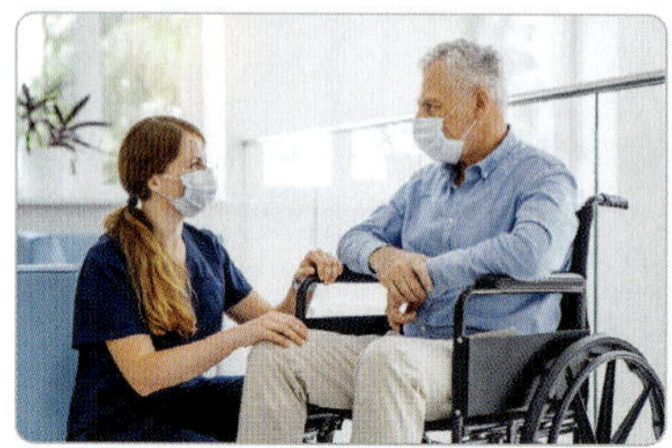

Die nonverbale Kommunikation ist erschwert, wenn aus Gründen des Infektionsschutzes das Tragen eines Mund-Nasen-Schutzes nötig ist.

Wege der Kommunikation		
Verbale Kommunikation	**Paraverbale Kommunikation**	**Nonverbale Kommunikation**
Gesprochen oder geschrieben	Sprache und Stimme, Art des Ausdrucks	Ohne Worte
Gespräch, E-Mail, Textnachricht, Brief, Buch, Zeitung usw.	Lautstärke, Tonfall, Dialekt, Betonung, Sprechgeschwindigkeit usw.	Mimik, Gestik, offene/geschlossene Körperhaltung, Verhalten in der Situation, Kleidung, Statussymbole, Distanz und Nähe usw.

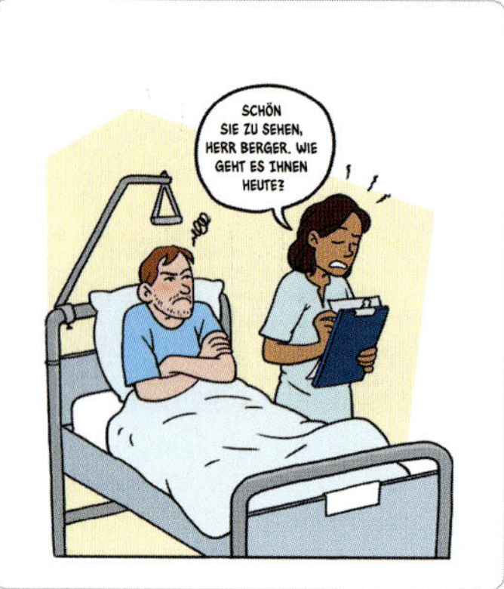

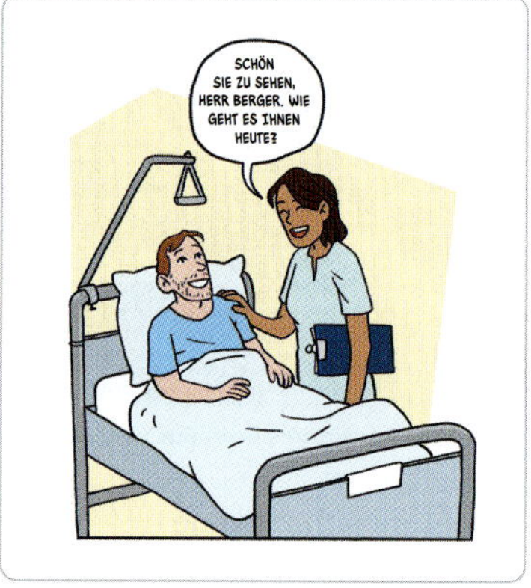

Eine „stimmige" Kommunikationssituation ist dadurch gekennzeichnet, dass verbale, nonverbale und paraverbale Signale zueinander passen (Kongruenz). Ist dies nicht der Fall, spricht man von inkongruenter Kommunikation. Sie ist außerdem oftmals ein Merkmal ironischer oder missverständlicher Äußerungen.

1.2 Distanz und Nähe

MANCHMAL HAB ICH ABER DOCH DAS GEFÜHL ES IST WAS PERSÖNLICHES!

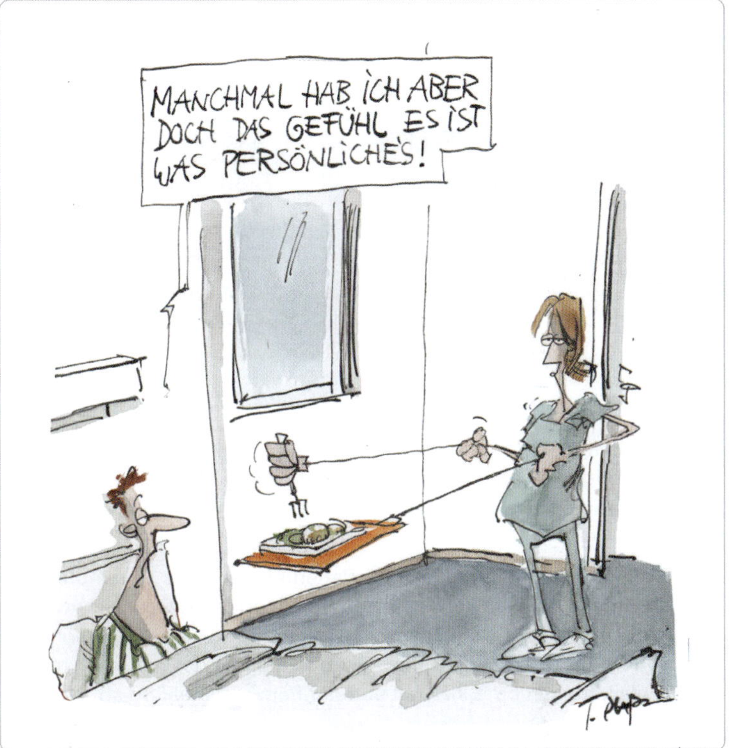

Im Rahmen der Behandlung und Pflege von Menschen kommt dem nonverbalen Aspekt von Distanz und Nähe besondere Bedeutung zu. Die Empfindungen für Abstände sind dabei sowohl individuell als auch kulturell geprägt. Üblicherweise sagt der Abstand zwischen zwei Menschen etwas über ihre Beziehung zueinander aus. Bewusst oder unbewusst können Änderungen dieses Abstands zur **Beeinflussung der Kommunikationssituation** bzw. zur Erzielung von Absichten vorgenommen werden. Wer z. B. den Abstand zum Gesprächspartner sehr gering hält, äußert dadurch Zuneigung oder den Wunsch nach Nähe. Je nach Situation kann diese Nähe vom Gesprächspartner jedoch auch als einengend oder bedrängend verstanden werden. Entfernt man sich sehr weit von ihm, signalisiert man - bewusst oder unbewusst - Distanz oder dass man von seinen Handlungen oder Einstellungen Abstand nehmen möchte.

Jede Pflegefachperson muss sich der Tatsache bewusst sein, dass bei der Durchführung pflegerischer Tätigkeiten oftmals eine **professionelle Nähe**, z. B. durch intime Pflegesituationen, entsteht, obwohl es meist keine **private Nähe** zwischen den Beteiligten gibt. Aus Patientensicht ist dies besonders relevant vor dem Hintergrund wechselnden Pflegepersonals in großen Einrichtungen oder ambulanten Pflegediensten.

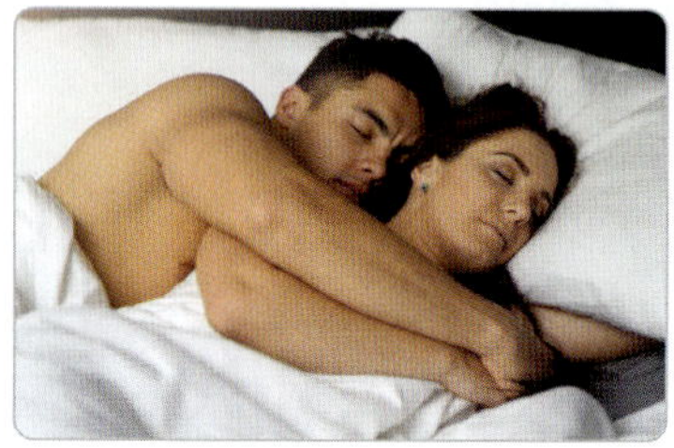
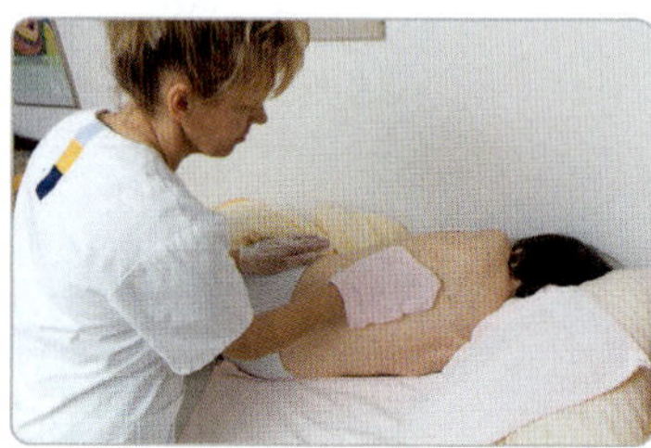

Private und professionelle Nähe

Wer Patienten behandelt oder pflegt, muss sich bewusst sein, dass er häufig ihre persönliche **Distanzzone** unterschreitet und somit in ihre **Intimsphäre** eindringt.

Für manche Patientinnen und Patienten kann die Durchführung der Pflege durch eine Pflegefachperson anderen Geschlechts ein großes Hindernis darstellen. Die Ablehnung sollte nicht persönlich genommen werden. Ob eine Lösung im Sinne des Patienten möglich ist, hängt vom Einzelfall und der Personalsituation ab.

Distanz zum Gesprächspartner entsteht außerdem durch
- die Anrede „Sie“,
- eine geschlossene Körperhaltung (siehe S. 55),
- unfreiwilliges Zusammensein,
- überwiegend sachliche, themenbezogene Gespräche,
- ein hohes Maß an Selbstkontrolle.

Nähe zum Gesprächspartner entsteht außerdem durch
- die Anrede „Du“,
- offene Körperhaltung,
- freiwilliges Zusammensein,
- persönliche und emotionale Gespräche,
- aktives Zuhören (siehe S. 35).

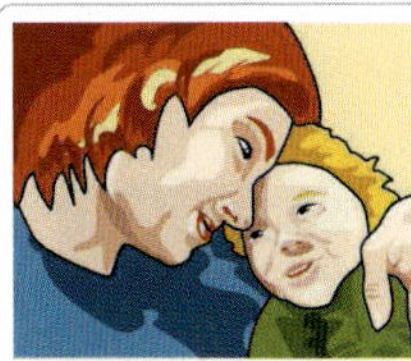

Intimzone (Flüsterzone)
bis 50 cm

Persönliche Zone
(Noch-Berühr-Zone)
50 bis 120 cm

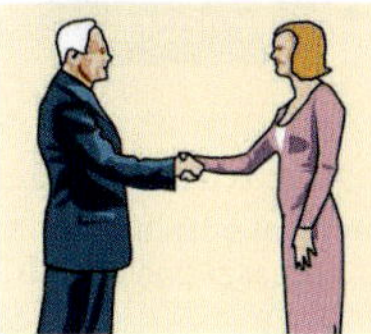

Soziale, gesellschaftliche Zone
(Kollegen-Vorgesetzten-Zone)
120 bis 350 cm

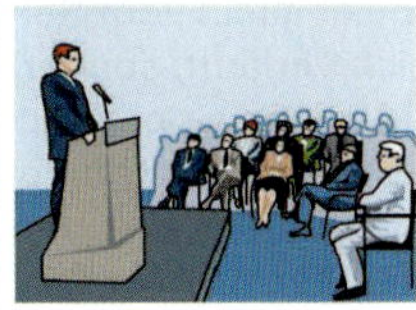

Öffentliche Zone
(Bühne-Publikum-Zone)
mehr als 350 cm

Distanzzonen

1.3 Kommunikation im Regelkreis

Kommunikationswissenschaftler wie der Amerikaner Harold D. Lasswell oder der Österreicher Paul Watzlawick (siehe S. 16) haben die Kommunikation zwischen Menschen genauer unter die Lupe genommen. Im Rahmen der Kommunikationswissenschaft sind dadurch Theorien und Modelle entstanden, mit denen die Kommunikationsabläufe genauer beschrieben und analysiert werden können. Auf dieser Grundlage können Kommunikationsstörungen, wie sie auch im Berufsleben vorkommen, erkannt und erklärt werden.

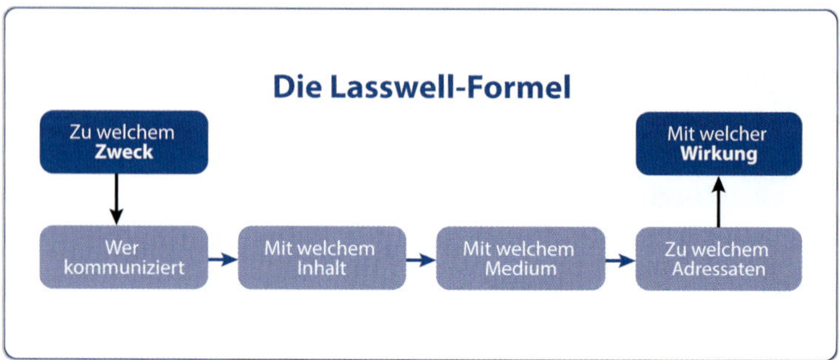

Wenn der Zweck und die Wirkung übereinstimmen, ist die Kommunikationssituation erfolgreich verlaufen. Der Sprecher hat dann Inhalt, Medium und Adressat passgenau ausgewählt.

Betrachtet man die Lasswell-Formel, dann hängt es nicht allein vom Sender und Empfänger ab, ob Kommunikation erfolgreich verläuft, sondern auch vom Inhalt der Kommunikation, den genutzten Medien und natürlich den Rahmenbedingungen, unter denen die Kommunikation stattfindet. Ein Modell welches den Kommunikationsprozess unter Berücksichtigung dieser Annahmen beschreibt, ist der **„Regelkreis der Kommunikation"** (siehe S. 15). In ihm gibt es einen Sender, einen Empfänger sowie verbale, nonverbale oder paraverbale Signale. Je nachdem, welche Absicht er verfolgt, codiert der Sender seine Nachricht/Information mit verbalen, nonverbalen und/oder paraverbalen Mitteln. Der Empfänger muss die Nachricht nun decodieren. Anschließend kann der Empfänger zum Sender werden und dem Gesprächspartner, mit den ihm zur Verfügung stehenden Mitteln, antworten. Abhängig von der jeweiligen Situation, in der die Kommunikation stattfindet, den Wertvorstellungen und Wünschen der Gesprächsteilnehmer, ihren persönlichen Eigenschaften sowie ihrer Beziehung zueinander, entsteht so in der Regel eine **multidimensionale Kommunikationssituation**. Im Rahmen eines Gesprächs kommt es üblicherweise zu einer oder mehreren Wiederholungen dieses Kreislaufs.

Bei der Wahl bestimmter Medien, z.B. schriftlicher Kommunikation in einer E-Mail, kann der Ablauf zeitlich unterbrochen sein. Bei anderen Medien wiederum, wie einem Buch, kommt es üblicherweise zu keinem vollständigen Kommunikationskreislauf. Manche Gesprächssituationen, z. B. mit dementen oder komatösen Patienten, haben oftmals einen unsicheren Kommunikationskreislauf zur Folge.

Absicht
Codierung
Medium, Kanal, Mittel
Decodierung
Empfänger
Sender
Absicht
Codierung
Medium, Kanal, Mittel
Decodierung
Empfänger
Sender
Bedingungen
▪ die Situation, in der Kommunikation stattfindet
▪ Wertvorstellungen, Wünsche
▪ Bedürfnisse, Gruppendruck
▪ Merkmale der Kommunikationspartner: Persönlichkeit, Rolle, Geschlecht ...
▪ Beziehung zueinander

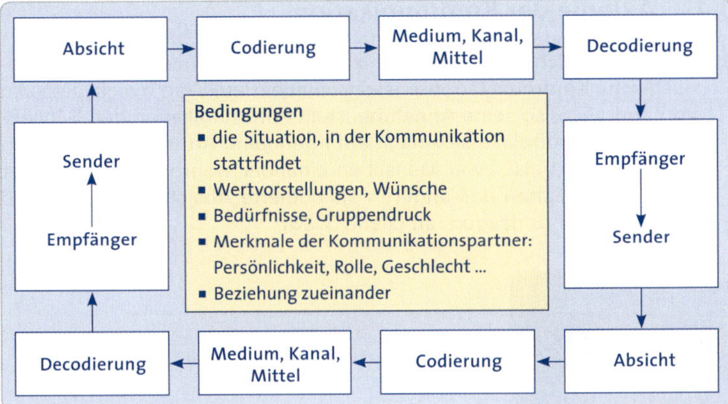

Regelkreis der Kommunikation

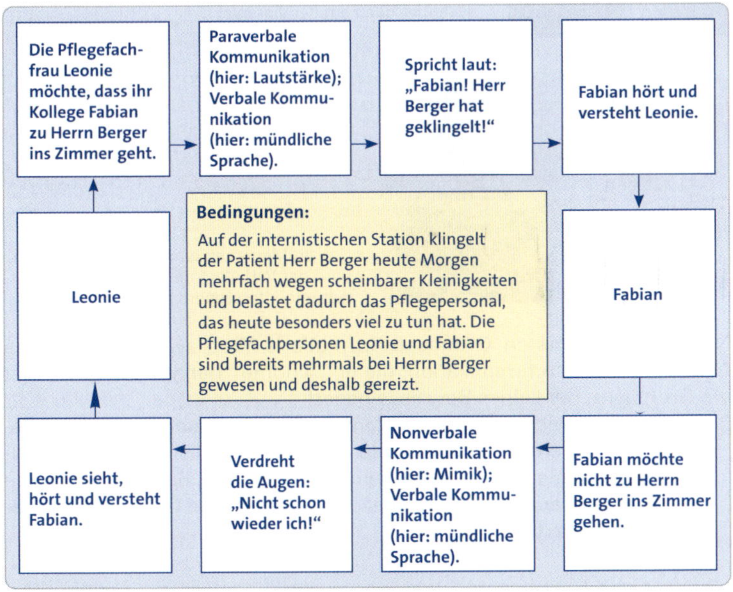

Die Pflegefachfrau Leonie möchte, dass ihr Kollege Fabian zu Herrn Berger ins Zimmer geht.
Paraverbale Kommunikation (hier: Lautstärke); Verbale Kommunikation (hier: mündliche Sprache).
Spricht laut: „Fabian! Herr Berger hat geklingelt!“
Fabian hört und versteht Leonie.
Fabian
Fabian möchte nicht zu Herrn Berger ins Zimmer gehen.
Nonverbale Kommunikation (hier: Mimik); Verbale Kommunikation (hier: mündliche Sprache).
Verdreht die Augen: „Nicht schon wieder ich!“
Leonie sieht, hört und versteht Fabian.
Leonie
Bedingungen:
Auf der internistischen Station klingelt der Patient Herr Berger heute Morgen mehrfach wegen scheinbarer Kleinigkeiten und belastet dadurch das Pflegepersonal, das heute besonders viel zu tun hat. Die Pflegefachpersonen Leonie und Fabian sind bereits mehrmals bei Herrn Berger gewesen und deshalb gereizt.

Praxisbeispiel für einen Kommunikationskreislauf

1.4 Axiome der Kommunikation

1. **„Man kann nicht nicht kommunizieren"**. So formulierte es der österreichische Kommunikationswissenschaftler Paul Watzlawick. Jede Art von Verhalten, so seine Annahme, stellt Kommunikation dar. Schließlich sei es unmöglich, sich nicht auf irgendeine Art und Weise zu verhalten. Sobald also zwei Menschen einander wahrnehmen, wird der eine das Verhalten des anderen als codierte Absicht verstehen und versuchen, es zu decodieren (siehe S. 15).

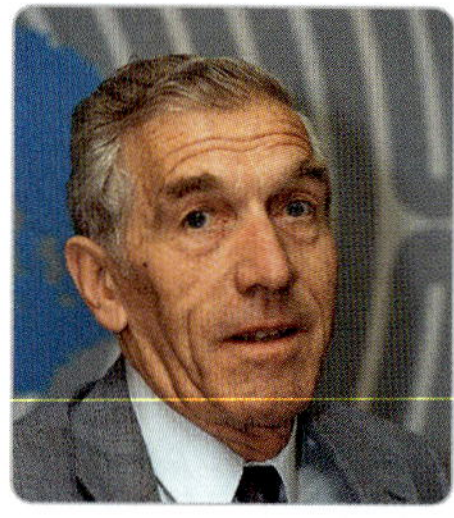

Paul Watzlawick (1921 – 2007) war Kommunikationswissenschaftler, Psychotherapeut und Wegebereiter der systemischen Familientherapie.

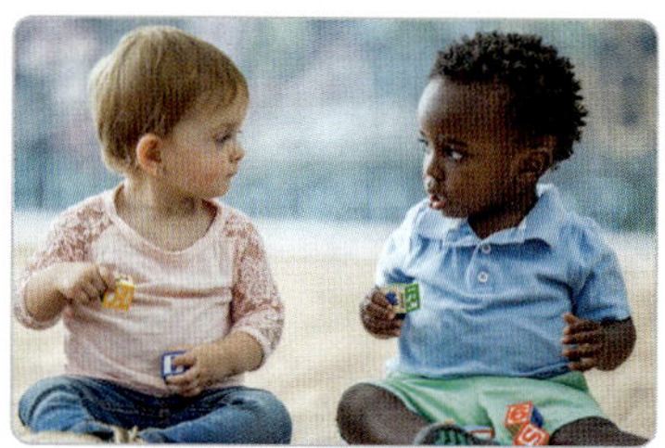

Sobald Menschen einander wahrnehmen, wird das Verhalten des anderen entschlüsselt und interpretiert.

Neben diesem ersten Grundsatz formulierte Watzlawick vier weitere Grundsätze der Kommunikation, die er „Axiome" nannte. Ein Axiom ist ein Grundsatz, der keines Beweises bedarf.

2. Nach Watzlawick enthält jede Kommunikationssituation eine **Inhalts- und eine Beziehungskomponente**. Mit dem Inhalt ist die sachliche Information gemeint. Mit der Beziehung ist gemeint, dass in der jeweiligen Situation auch das Verhältnis/die Beziehung der Gesprächspartner zueinander deutlich wird.

In einer Teambesprechung wertet die Pflegefachfrau Leonie die inhaltlichen Argumente ihres Kollegen Fabian ab, da sie ihn unsympathisch findet.

3. Weiterhin beschreibt Watzlawick, dass Kommunikation ein stetiger **Wechsel zwischen Aktion und Reaktion** ist. Nach dem Ursache-Wirkungs-Prinzip besteht Kommunikation also stets aus einem kommunikativen Reiz des einen Gesprächspartners, der eine kommunikative Reaktion des anderen zur Folge hat. Auf diese Weise können Gesprächssituationen unter Umständen auch eskalieren. Da es aber nicht möglich ist zu sagen, wer mit der Kommunikation „angefangen hat", ist Kommunikation **keine Einbahnstraße, sondern ein Kreislauf**.

Leonie wirft Fabian vor, er beteilige sich zu wenig in Teambesprechungen und bei Übergaben. Fabian erwidert, er rede nur deshalb kaum, da Leonie pausenlos rede, da komme er gar nicht zu Wort. Ein Teufelskreis. Wer hat angefangen?

4. Kommunikation geschieht digital und analog. Dabei meint Watzlawick mit „**digital**" den sprachlichen Teil der Kommunikation, der die Dinge beim Namen nennt, also das **Benennen von Dingen oder Sachverhalten** mit geeigneten Wörtern, Texten oder Zahlen (Inhaltsaspekt). „**Analog**", im Sinne Watzlawicks, meint im Wesentlichen die **nonverbalen und paraverbalen Seiten der Kommunikation**.

Digitale Kommunikation ist meist eindeutig, analoge Kommunikation mehrdeutig. Insofern beeinflusst die analoge Kommunikation stärker den Beziehungsaspekt der Gesprächspartner zueinander. Wenn digitale und analoge Äußerungen nicht übereinstimmen, führt dies zu Missverständnissen oder Irritationen.

Eindeutige digitale Kommunikation: Fabian füllt ein Schmerzprotokoll aus.
Mehrdeutige analoge Kommunikation: Leonie lächelt Fabian an. Damit kann sie – je nach Situation – sowohl Sympathie als auch Verachtung ausdrücken.

5. Mit dem fünften Axiom der Kommunikation beschreibt Watzlawick die Tatsache, dass Kommunikationsabläufe entweder **symmetrisch** (auf Gleichheit/Gleichgewicht beruhend) **oder komplementär** (auf Unterschiedlichkeit/Ungleichgewicht beruhend) sind. Symmetrisch sind Kommunikationsabläufe dann, wenn die Gesprächspartner „gleich stark" sind und nicht beabsichtigen, den anderen „auszustechen". In komplementären Kommunikationssituationen gibt es einen überlegenen und einen unterlegenen Gesprächspartner.

Komplementäre Kommunikationssituation: Die Stationsleitung weist Leonie auf ihr mehrmaliges Zuspätkommen hin und fordert sie auf, zukünftig pünktlich zur Arbeit zu erscheinen.
Symmetrische Kommunikationssituation: Fabian telefoniert in der Mittagspause mit seiner Freundin um zu klären, in welchem Restaurant sie am Abend essen gehen.

Die 5 Axiome der Kommunikation (nach P. Watzlawick)				
Man kann nicht nicht kommunizieren.	Kommunikation hat eine Inhalts- und eine Beziehungskomponente.	Kommunikation ist ein Wechselspiel aus Aktion und Reaktion und geschieht in einem Kreislauf.	Kommunikation kann digital (Zahlen, Buchstaben, Wörter,Text) und analog (nonverbale und paraverbale Signale) erfolgen.	Kommunikationssituationen sind hierarchieabhängig. Sie sind symmetrisch (gleichgewichtig) oder komplementär (ungleichgewichtig).

1.5 Das Nachrichtenquadrat

Auf der Grundlage des Regelkreises der Kommunikation (siehe S. 15) und der Axiome von Watzlawick (siehe S. 16) wurde die zwischenmenschliche Kommunikation weiter erforscht. Der Hamburger Psychologe **Friedemann Schulz von Thun** wollte herausfinden, welche Kommunikationsstörungen auftreten und wie sie vermieden werden können. Weit verbreitet ist sein Modell von den „**Vier Seiten einer Nachricht**". Schulz von Thun´s Modell beruht auf der Annahme, dass jede Nachricht eines Senders vier verschiedene Botschaften bzw. „Seiten" enthält:

- den Sachinhalt,
- den Appell,
- den Beziehungsaspekt und
- die Selbstoffenbarung.

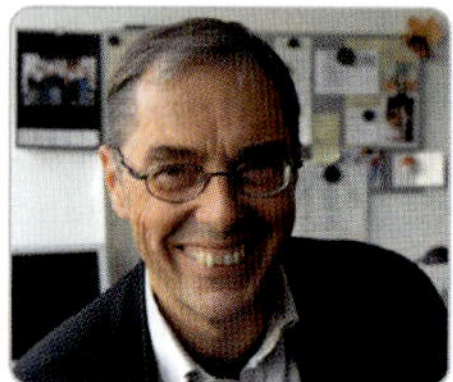

Friedemann Schulz von Thun (1944) deutscher Psychologe und Kommunikationswissenschaftler.

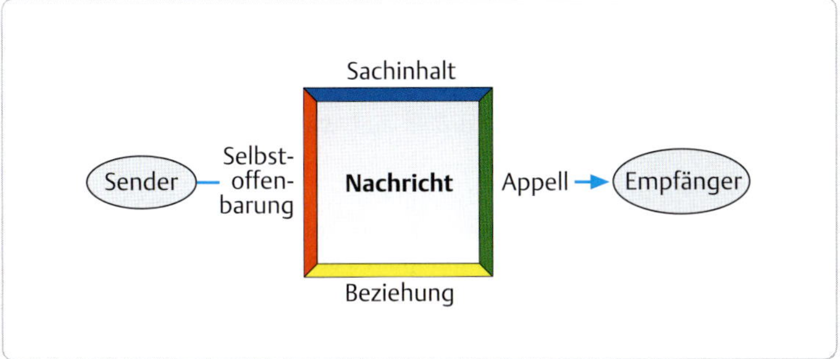

Das Nachrichtenquadrat nach F. Schulz von Thun.

Sachinhalt: Worüber der Sprecher informiert; der Inhalt der Nachricht.

Appell: Das Anliegen, das der Sprecher an den Gesprächspartner hat; was dieser tun soll.

Beziehungsaspekt: Wie der Sprecher seine Beziehung zum anderen erlebt; wie er zu ihm steht.

Selbstoffenbarung: Was der Sprecher über seine eigenen Gedanken, Gefühle oder Wertvorstellungen zu erkennen gibt; wie er auf andere wirkt.

Ausgehend von der Situation auf der internistischen Station (siehe S. 15) wird das Nachrichtenquadrat im Folgenden erklärt:

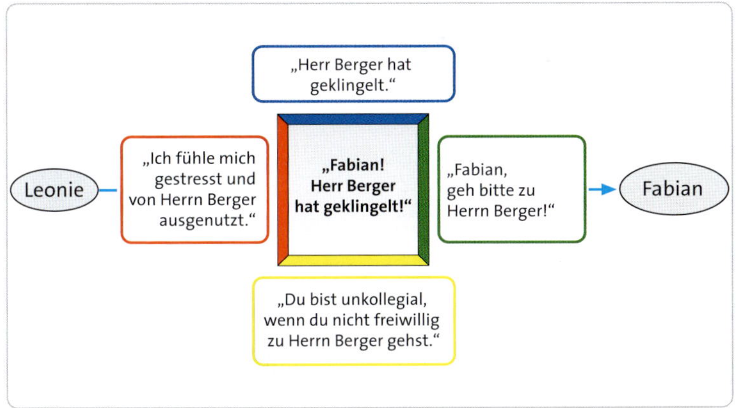

Sachebene: Der Sender informiert über die Sache, z. B. mit Daten, Fakten, Informationen.

- „Herr Berger hat geklingelt."

Appellebene: Der Sender drückt aus, was er beim Empfänger erreichen möchte.

- „Fabian, geh´ bitte zu Herrn Berger."

Beziehungsebene: Auf dieser Ebene kommt zum Ausdruck, wie der Sender glaubt zum Empfänger zu stehen bzw. was er von ihm hält.

- „Du bist unkollegial, wenn du nicht freiwillig zu Herrn Berger gehst."

Selbstoffenbarungsebene: Umfasst das, was der Sender von sich zu erkennen gibt, z. B. Gefühle oder Empfindungen.

- „Ich fühle mich gestresst und von Herrn Berger ausgenutzt."

Die Nachricht des Senders - die Ohren des Empfängers

So wie der Sender mit einer Nachricht mehrere Botschaften übermitteln kann, so kann auch der Empfänger „mit mehreren Ohren hören" und verschiedene Botschaften wahrnehmen. Mit welchem Ohr der Empfänger in der jeweiligen Situation besonders gut oder schlecht hört, ob er also z. B. eher einen Appell des Senders wahrnimmt oder dessen Selbstoffenbarung, kann von seiner individuellen Persönlichkeit, seinen Erfahrungen aus vergleichbaren Gesprächssituationen und seinen aktuellen Absichten abhängen.

Beziehungs-Ohr:
„Leonie glaubt offenbar, mich herumkommandieren zu können."
Mögliche Antwort:
„Es passt mir nicht, dass du dich hier so aufspielst. Du hast mir nichts zu sagen."
Sach-Ohr:
„Leonie informiert mich darüber, dass Herr Berger klingelt."
Mögliche Antwort:
„Ja, das stimmt."
Oder: „Wirklich? Ich habe nichts gehört."
Selbstoffenbarungs-Ohr:
„Leonie braucht Hilfe, sie ist heute gestresst."
Mögliche Antwort:
„Ja, es ist wirklich anstrengend heute, und jetzt schon wieder der Herr Berger..."
Appell-Ohr:
„Leonie möchte, dass ich zu Herrn Berger gehe."
Mögliche Antwort:
„Okay, ich gehe schon."
Oder: „Nicht schon wieder ich!"

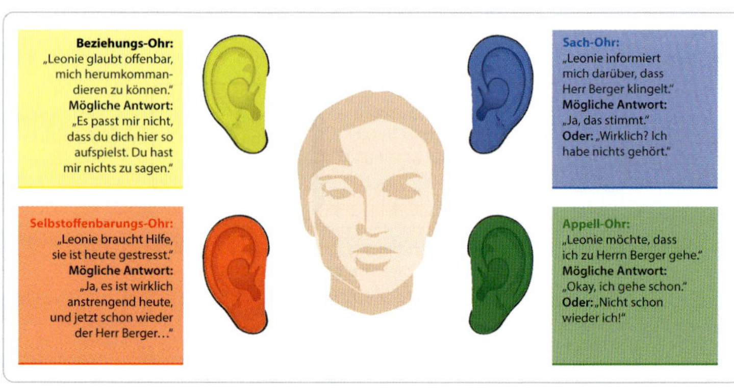

Missverständnisse vermeiden

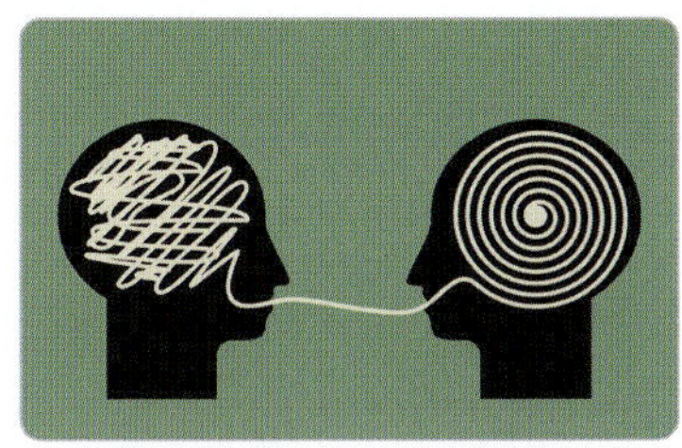

Kommunikationsabläufe sind anfällig für Missverständnisse. Beim Kommunizieren geschehen nämlich drei Dinge gleichzeitig:

- **Wahrnehmen**: Dabei handelt es sich um einen Prozess, bei dem mithilfe der Sinnesorgane Informationen aus der Umwelt gewonnen werden. Viele dieser Informationen werden unbewusst oder zufällig wahrgenommen.

Leonie nimmt das akustische und optische Signal der Klingel von Herrn Berger wahr.

- **Interpretieren**: Dies ist eine kognitive Leistung, die keine Wahrnehmung ist. Die Person deutet ihre Wahrnehmungen auf eine Weise, die sich unter Umständen von der Deutung einer anderen Person unterscheiden kann.

Leonie nimmt an, dass Herr Berger erneut um ihre Hilfe bittet.

- **Bewerten**: Bei der Bewertung wird - wie bei der Interpretation - eine Schlussfolgerung aus einer Wahrnehmung gezogen. Hinzu kommt jedoch, dass die Wahrnehmung nicht nur gedeutet, sondern mit einem positiven oder negativen Werturteil verknüpft wird.

Leonie wertet das ständige Klingeln von Herrn Berger so, dass er zu faul ist und sich gern bedienen lässt. Sie findet sein Verhalten unsozial.

Für ein folgendes Gespräch zwischen Herrn Berger und Leonie bedeutet dies: Es gelingt nur dann, wenn der Empfänger (Leonie) die Aussageabsicht des Senders (Herr Berger) richtig interpretiert und deutet, wenn sie der Nachricht vor allem die gemeinte Botschaft entnimmt, also mit dem „richtigen Ohr“ hört bzw. interpretiert und bewertet.

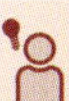

Menschen interpretieren in die Aussagen von Gesprächspartnern manchmal Inhalte hinein, die so gar nicht gemeint waren. Dies kann an den Wahrnehmungs- und Sprachfähigkeiten von Sender und Empfänger liegen, vor allem aber an deren individuellen Erfahrungen, Normen und Werten.

Missverständnisse treten seltener auf, wenn
- die Gesprächspartner in positiver Beziehung respektvoll miteinander umgehen,
- sie sich nicht von vornherein böse Absichten unterstellen,
- verbale, paraverbale und nonverbale Signale des Senders eins sind,
- die Gesprächsteilnehmer sich darüber bewusst sind, mit welchem Ohr sie die Nachricht interpretiert haben,
- die Gesprächspartner sich der Tatsache bewusst sind, dass sie stets interpretieren und nicht nicht kommunizieren können (siehe S. 16),
- die Gesprächsteilnehmer in schwierigen Situationen das aktive Zuhören praktizieren (siehe S. 35).

1.6 Die innere Grundhaltung im Gespräch

Jede Art der Kommunikation ist abhängig von der Situation, in der sie stattfindet, sowie den individuellen Kommunikationsfähigkeiten der Gesprächspartner. Ziel von Kommunikation ist es, sich dem Gegenüber verständlich zu machen und den anderen zu verstehen. Damit Kommunikation gelingt, müssen die Gesprächspartner aber nicht unbedingt gleicher Meinung sein. Sie können in der Sache streiten, ohne dass ihre Beziehung im Gespräch darunter leidet. Letzteres wäre z. B. der Fall, wenn die Beteiligten ausfallend werden, sich beleidigen oder das Gespräch im Streit beenden (vgl. 3. Axiom nach P. Watzlawick, S. 16). Der amerikanische Psychologe Carl Rogers hat dazu drei Komponenten einer professionellen, inneren Grundhaltung im **Umgang mit Patienten und Pflegebedürftigen** beschrieben.

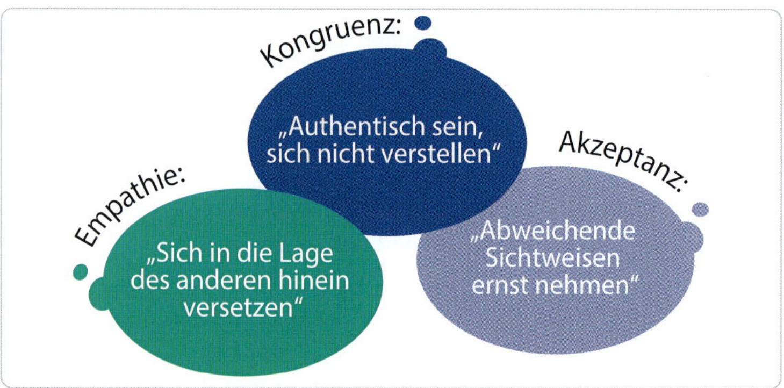

Die professionelle Grundhaltung im Umgang mit Patienten.

Danach trägt es zum Gesprächserfolg bei, wenn die Beteiligten

- sich aufrichtig und ehrlich zeigen **(Kongruenz)**.

„Ich verstelle mich nicht. Ich zeige mich Ihnen so wie ich bin."
Wer als Pflegefachperson Patienten oder Angehörigen eine schlechte Nachricht übermitteln muss, bei dem dürfen Mimik, Gestik und Tonfall die eigene Betroffenheit widerspiegeln, sofern diese tatsächlich vorhanden ist. Andernfalls wäre es ein gespieltes, inkongruentes Verhalten.

- den anderen respektieren und wertschätzen **(Akzeptanz)**.

„Wir sind zwar verschiedener Meinung, aber das ist in Ordnung so. Ich kann damit leben."
Manchmal setzen Patienten therapeutische Maßnahmen, z. B. die Einnahme von Arzneimitteln oder physiotherapeutische Übungen nicht so konsequent um, wie vom Pflegepersonal gewünscht. Akzeptanz und Wertschätzung drücken sich in solchen Fällen dadurch aus, dass man dem Patienten gegenüber einerseits deutlich macht, dass man sein Verhalten nicht gut findet. Andererseits akzeptiert man, dass der Patient mit seinem Verhalten seinen eigenen Bedürfnissen Ausdruck verleiht.

- versuchen sich in die Situation des anderen zu versetzen **(Empathie)**.

„Ich versuche die Sache aus Ihrem Blickwinkel zu betrachten, mich in Ihre Situation hinein zu fühlen."
Wer als Mitarbeiter einen Fehler gemacht hat und kurz darauf von der Vorgesetzten zu einem Gespräch gebeten wird, hat sein „Beziehungsohr" (siehe S. 20) weit geöffnet für Nachrichten wie „Sie haben mal wieder Fehler gemacht, so kann ich Sie nicht in meinem Betrieb einsetzen." Würde der Vorgesetzte empathischer sein, sähe er die Situation auch aus dem Blickwinkel des Mitarbeiters und würde darüber nachdenken, was den Mitarbeiter zu seinem (fehlerhaften) Handeln bewogen haben könnte.

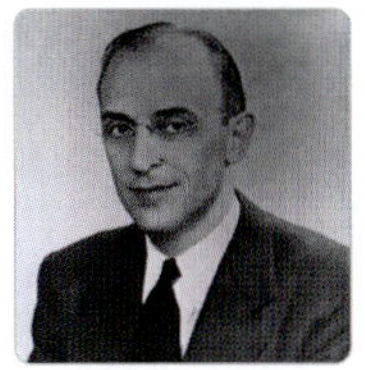

Carl Rogers (1902 – 1987) war amerikanischer Psychologe und Psychotherapeut, Erziehungswissenschaftler und einer der bekanntesten Vertreter der humanistischen Psychologie.

1.7 Interkulturelle Kommunikation

In Deutschland leben zahlreiche Menschen mit einem Migrationshintergrund. Dies wirkt sich auch auf medizinische und pflegerische Einrichtungen aus. Denn sowohl Patienten und zu pflegende Personen als auch das Pflegepersonal stammen oftmals aus unterschiedlichen Kulturkreisen. Hierdurch können im Berufsalltag herausfordernde Situationen entstehen:

Die Pflegefachperson Leonie begrüßt ihre pakistanische Kollegin Adri nach deren Rückkehr aus dem Urlaub mit einer innigen Umarmung. Unbeweglich lässt diese die Umarmung geschehen. Denn in ihrem Kulturkreis ist enger Körperkontakt außerhalb des familiären Umfelds unüblich. Leonie interpretiert Adris Verhalten als distanziert und ablehnend.

Frau Seliger bewohnt seit einigen Tagen ein Einzelzimmer in einer Seniorenresidenz. Morgens um 6.50 Uhr möchte sie wie gewohnt die Morgen-Andacht im Radio hören. Zum wiederholten Mal betritt jedoch genau zu diesem Zeitpunkt die Pflegefachperson Fatima ihr Zimmer zur morgendlichen Grundpflege. Da Fatima aufgrund ihrer marokkanischen Herkunft nur gebrochen Deutsch spricht, vermeidet Frau Seliger es, das Problem anzusprechen und lässt die Pflege mürrisch und stumm über sich ergehen. Fatima berichtet ihren Kolleginnen von der neuen Bewohnerin, die morgens offenbar stets schlecht gelaunt sei. Und sie ergänzt: „Aber vielleicht ist sie einfach nur eine von denen, die keine Ausländer mag."

Gerade dann, wenn professionell Pflegende den Kontakt zu **Menschen aus anderen Kulturkreisen** gestalten, ist empathisches Verhalten erforderlich (siehe S. 23). Hierzu muss die Pflegefachperson einen Perspektivwechsel vollziehen können. Dieser besteht darin, dass sie sich sowohl ihrer eigenen Perspektive als auch der des Kommunikationspartners bewusst wird. Der kulturelle Rahmen, in dem dieser Perspektivwechsel vollzogen werden muss, beinhaltet verschiedene individuelle Aspekte, die beide Gesprächspartner betreffen:

geografische Herkunft
Sprache
Lebensbedingungen
Lebenserfahrungen
Geschlecht
Alter
familiäres Umfeld
soziale Herkunft
Erwartungen und Bedürfnisse
Religionszugehörigkeit
Hautfarbe
Bildungsstand
Sitten und Bräuche

In der pflegerischen Praxis kommt es deshalb nicht so sehr darauf an, dass eine Pflegefachperson sämtliche Sitten und Gebräuche, Feiertage, Rituale und Nahrungsvorschriften verschiedener Religionen im Detail auswendig kennt. Wichtiger ist es, sensibel zu sein um religiöse und spirituelle Bedürfnisse der zu Pflegenden überhaupt wahrzunehmen.

In manchen Religionen spielt das Fasten, z. B. der Ramadan, eine wichtige Rolle. Es kann allerdings Auswirkungen auf die medizinische Behandlung und Pflege haben. Wenn etwa chronisch kranke Muslime während des Ramadan von Sonnenaufgang bis -untergang nichts essen und trinken und deshalb ihre verordneten Medikamente nicht einnehmen wollen, kann dies zu ernsthaften Problemen führen. Sprechen Sie deshalb offen mit den Patienten über die möglichen Auswirkungen des Fastens auf die Gesundheit. Klären Sie bei fastenwilligen Patienten den Gesundheitszustand ab und veranlassen Sie evtl. eine Anpassung der Medikation. Auch ein Probe-Fasten ist möglich, um die Auswirkungen besser abschätzen zu können.

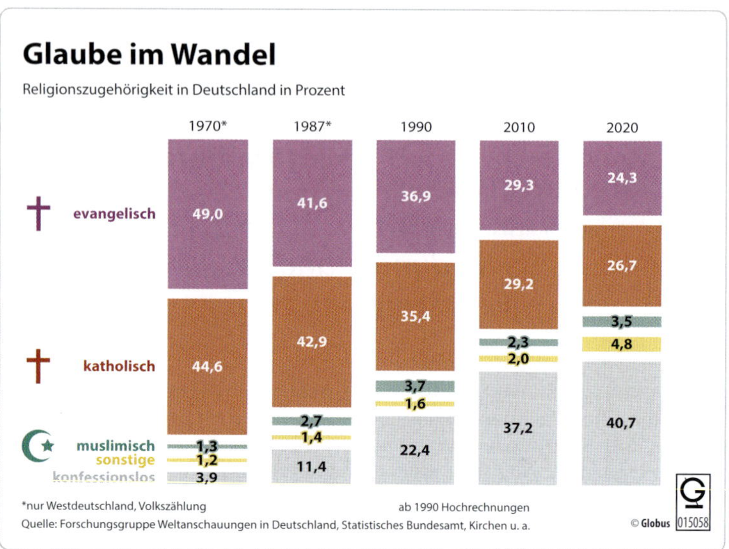

Religionszugehörigkeit in Deutschland.

Interkulturelle Kompetenz

Die individuellen Erfahrungen zu den zahlreichen, oben genannten Aspekten, bilden die Grundlage für die Interpretation gegenseitiger kommunikativer Handlungen. **Kultur ist somit ein dynamisches Orientierungssystem, das sich permanent ändert** und keinesfalls etwa nur durch die geografische Herkunft oder Volkszugehörigkeit bestimmt ist. Interkulturelle Kompetenz zeichnet sich aus durch eine Grundhaltung, die es der Pflegefachperson ermöglicht

- nicht übereilt zu werten, sondern sich auf Neues einzulassen,
- eigene Werte, Normen und Erfahrungen zu kennen und zu reflektieren,
- ehrlich mit eigenen Vorurteilen umzugehen,
- sich auf einen Wechsel der Perspektive einzulassen,
- Konflikte und Unsicherheiten konstruktiv anzusprechen.

„Herr Berger, ich komme aus Afghanistan. Meine Aussprache ist manchmal etwas undeutlich. Fragen Sie also gerne nach, wenn Sie etwas nicht verstanden haben."

„Frau Abbas, ich kann leider kein Syrisch. Wenn ich also etwas sage und Sie verstehen mich nicht, dann ist es gut, wenn Sie nachfragen. Das macht es für uns beide leichter."

Erst durch den Erwerb interkultureller Kompetenz wird **kultursensible Pflege** möglich. Hiermit ist eine Pflege gemeint, die die Person mit ihren kulturspezifischen Werten, Normen, Erfahrungen und Einstellungen in den Mittelpunkt stellt.

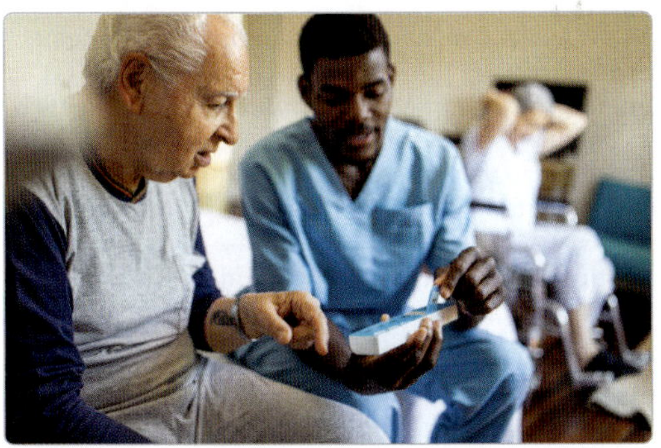

Die Bereitschaft Unsicherheiten im Umgang mit Menschen anderer Kulturen offen anzusprechen, gehört zu den Merkmalen interkultureller Kompetenz.

Eine Pflegefachperson, die interkulturelle Kompetenzen verinnerlicht hat, begegnet beispielsweise einem philippinischen Senior nicht mit unverrückbaren Vorstellungen davon, wie die Körperpflege im Bett zu erfolgen hat. Vielmehr entwickelt sie ein Gespür dafür, wonach sie den Patienten vor der Körperpflege fragen könnte, um die Pflege gelingen zu lassen. Es gehört zum Wesen der interkulturellen Kompetenz, die Sensibilität dafür zu haben, dass man Fragen stellen kann, um zu verstehen. Eine Pflegefachperson sollte andersherum auch wissen, ob und wie sie selbst diese Fragen beantworten würde.

„Ich möchte Sie gerne beim Waschen unterstützen, Herr Paquino. Wie waschen Sie sich denn am liebsten? Was benutzen Sie dabei gern?"

Arbeiten im multikulturellen Pflegeteam

Die Arbeit in multikulturellen Teams sorgt gelegentlich für **Herausforderungen** für alle Beteiligten:

- Die Anwendung nonverbaler Kommunikation, z. B. Daumen hoch, V-Zeichen, Kopfnicken, Winken, Berührungen, wird in verschiedenen Kulturen unterschiedlich gedeutet.
- Paraverbale Signale, z. B. Sprechpausen, Blickkontakt, Betonung, Lautstärke, werden in verschiedenen Kulturen zu unterschiedlichen Zwecken angewendet.
- Menschen unterschiedlicher Herkunft haben evtl. ein abweichendes Verständnis von Zeit und Pünktlichkeit.
- Zu Pflegende möchten manchmal nicht von ausländischen Pflegefachpersonen gepflegt werden.
- Pflegefachpersonen mit Migrationshintergrund haben häufiger Schwierigkeiten, mündlich zu fachlichen Themen Stellung zu beziehen oder schriftliche Dokumentationen zu verfassen. Andere Pflegefachpersonen müssen diese Tätigkeiten evtl. für sie übernehmen und werden dadurch zusätzlich belastet.
- Pflegenden mit Migrationshintergrund werden aufgrund solcher Schwierigkeiten manchmal nur „einfachere“, weniger verantwortungsvolle Aufgaben übertragen.

Andererseits verfügen viele Pflegende mit Migrationshintergrund über besondere **Ressourcen**:

- Sie haben z. B. Erfahrungen mit den Themen Fremdsein, Krieg oder Flucht. Sie können Ansprechpartner für Pflegende und zu Pflegende mit Migrationshintergrund sein.
- Mehrsprachigkeit im Team erleichtert die sprachliche Verständigung mit fremdsprachigen Pflegenden und zu Pflegenden mit Migrationshintergrund.

- Für Patientinnen und Patienten, die kein Deutsch sprechen, stehen nicht immer medizinisch geschulte Dolmetscher zur Verfügung. Eine hausinterne Liste mit Mitarbeiternamen und ihren Muttersprachen kann in solchen Situationen Verständigungsprobleme schnell und unbürokratisch lösen.
- Verständigungsprobleme zwischen Mitarbeitenden und Patienten oder unter Mitarbeitenden können auch mit hausinternen Wort- und Satzlisten, die einfache Formulierungen enthalten (ggf. in Lautschrift), gelöst werden. Auch Bildtafeln können zu diesem Zweck genutzt werden.

- Sprechen Sie mit Menschen nichtdeutscher Muttersprache deutlich und in langsamem Sprechtempo. Wiederholen Sie, wenn nötig das Gesagte und versichern Sie sich, ob es verstanden wurde.

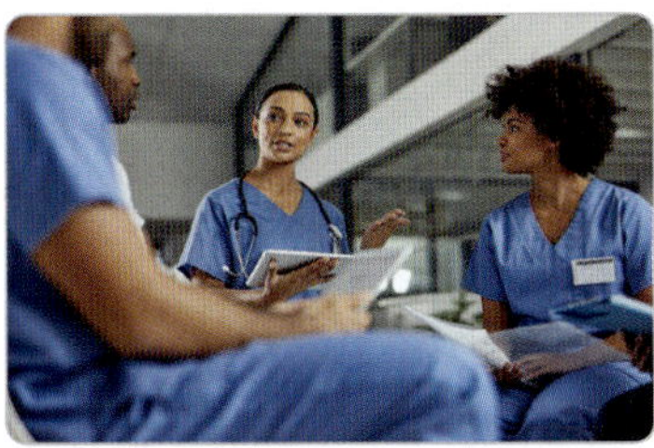

Dienstübergabe-Gespräch in einem multikulturellen Pflegeteam.

In einem multikulturellen Pflegeteam kann die Kommunikation gefördert werden, indem

- alle am Gespräch Beteiligten einander aufmerksam zuhören,
- Pflegefachpersonen mit geringen Deutschkenntnissen bei der Tätigkeit der Pflegedokumentation schrittweise einbezogen und unterstützt werden,
- die besonderen Ressourcen und Fähigkeiten der Pflegefachpersonen mit Migrationshintergrund erkannt und genutzt werden,
- von der Möglichkeit der Supervision (siehe S. 133) Gebrauch gemacht wird.

1.8 Ekel- und Schamgefühle

GANZ LOCKER, HERR PRUZKE! ICH HAB FRÜHER REGELMÄßIG IN DER SANITÄTSFIRMA MEINES VATERS AUSGEHOLFEN!
T. PLAßA
SITUATIONSENTSPANNUNG DURCH PROFESSIONELLE KOMMUNIKATION

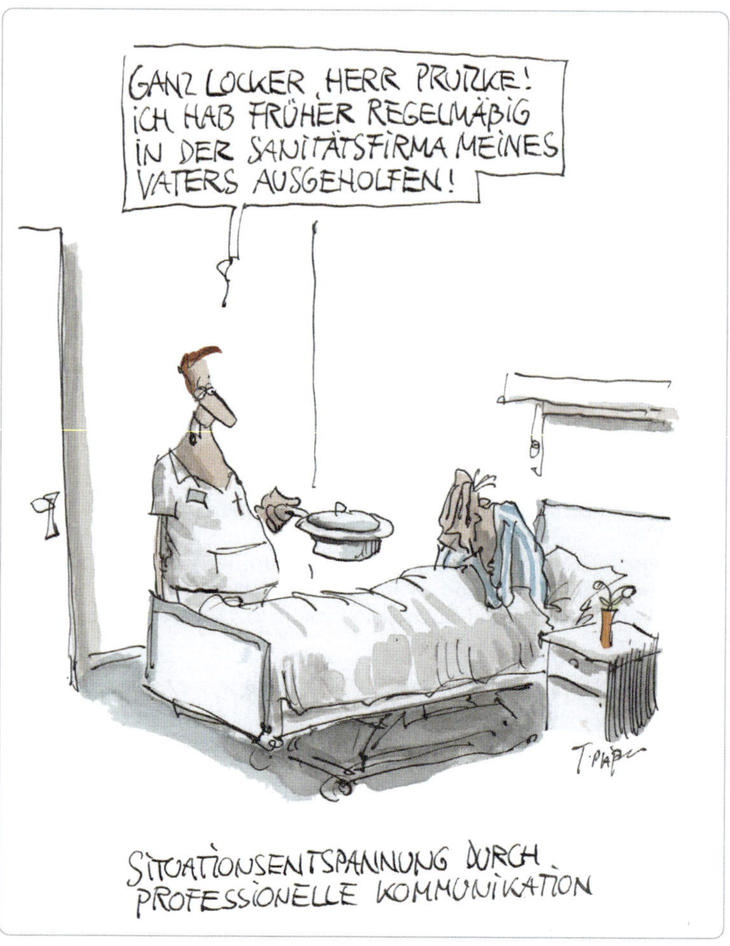

Die Arbeit in pflegerischen Berufen führt regelmäßig zu Situationen, in denen Ekel- oder Schamgefühle bei Pflegenden und Patienten aufkommen. Solche Gefühle werden oft unterdrückt. Man tut so, als sei nichts gewesen. Mit Patienten oder im Team darüber sprechen – besser nicht. Fälschlicherweise werden ekel- oder schambesetzte Tätigkeiten umso schneller erledigt. Getreu dem Motto: Aus den Augen, aus dem Sinn.

Ekel ruft ein Gefühl der Abscheu hervor, das allein schon bei der Vorstellung der mit Ekel verbundenen Situation entstehen kann. Er wird von Menschen unterschiedlich empfunden.

Die Grenze zwischen unangenehm und ekelig verläuft bei jedem Menschen anders. Zudem kommt es im Rahmen der Pflege sehr auf die Vertrautheit im Umgang mit der zu pflegenden Person an. Daher wird z. B. das Beseitigen des Stuhlgangs bei einem Säugling von dessen Mutter möglicherweise als weniger ekelhaft empfunden, als die gleiche Tätigkeit bei ihrem stuhlinkontinenten Großvater.

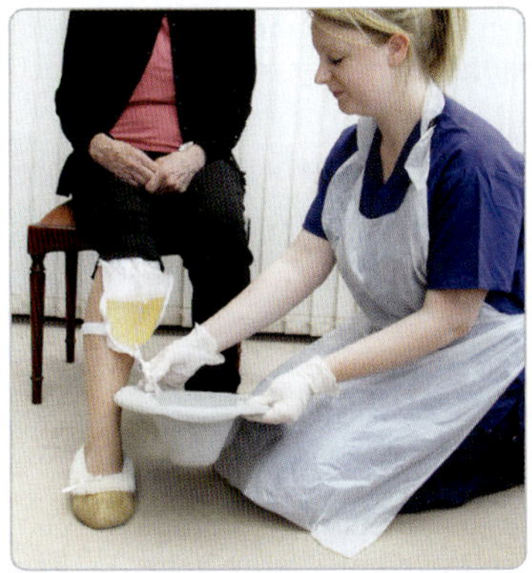

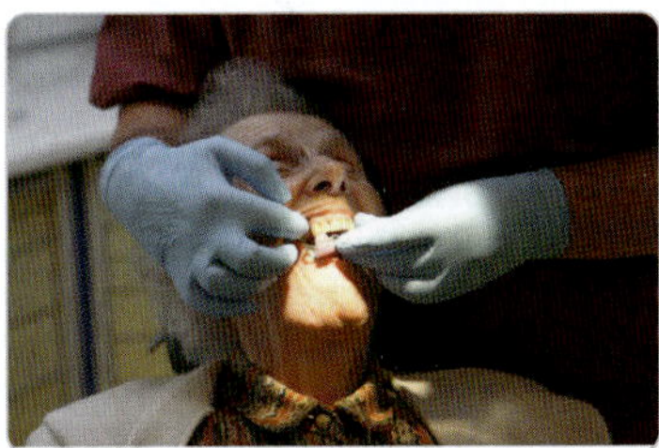

Normal, unangenehm oder ekelhaft? Solche Empfindungen sind individuell. Für Pflegefachpersonen in der Pflege kommt es darauf an, stets den Menschen hinter der Tätigkeit wahrzunehmen, die Ekel auslöst: Wie fühlt sich ein pflegebedürftiger Mensch im Mehrbettzimmer eines Krankenhauses, der die Kontrolle über seine Stuhl-Ausscheidungen verloren hat? Wie fühlt sich eine Person, deren Zahnprothese von anderen gesäubert und in den Mund eingesetzt wird?

Scham ist eine Empfindung, die entsteht, wenn man das Gefühl hat, bestimmten Normen oder Ansprüchen des Umfelds nicht gerecht werden zu können, z. B. wenn man sich ertappt, herabgewürdigt oder missverstanden fühlt.

Scham ist ein Gefühl, das zum Wesen des Menschen gehört. Wann es auftritt, wird von gesellschaftlichen, psychologischen und kulturellen Einflüssen bestimmt. In einigen Kulturen schämen sich Menschen sehr dafür, dass sie krank sind und Hilfe benötigen. Sie empfinden ihre Situation als Zeichen individueller Schwäche. Sie suchen zwar medizinischen oder pflegerischen Rat, trauen sich jedoch nicht, von sich aus weitere

Informationen preiszugeben, z. B. weil es in ihrem Kulturkreis unüblich ist, mit anderen über körperliche Beschwerden oder psychische Probleme zu sprechen. Von Seiten der Pflegefachperson ist besonderes Einfühlungsvermögen gefragt, um diese Patienten darin zu bestärken, ihre Scham so weit zu überwinden, dass Beschwerden offen angesprochen und somit Hilfe möglich ist.

Wer sich vor anderen nackt zeigen muss oder von ganz intimen Dingen, Eigenschaften oder Gewohnheiten berichtet, kann ein besonders ausgeprägtes Gefühl der Scham empfinden. Körperpflege und Ausscheidungen gehören in unserer Gesellschaft zum Beispiel zu den sehr intimen Bereichen des Lebens. Schamgrenzen können sich jedoch mit der Zeit verschieben. Pflegebedürftige Personen nehmen dann Situationen im Rahmen der Pflege nicht mehr als unangenehm war, die anfangs noch schambesetzt waren.

Verschiedene Reaktionen des vegetativen Nervensystems sorgen für typische **Anzeichen des Schamgefühls**:
- Rot im Gesicht werden,
- schwitzen,
- zittern, stottern,
- Mundtrockenheit,
- verlegenes Lächeln,
- kleine nervöse Bewegungen.

Herr Berger ist stuhlinkontinent. Er schämt sich dafür, dass er seinen Stuhlgang nicht wie früher selbst kontrollieren kann. Es ist ihm äußerst unangenehm, dass das die Pflegefachperson seinen Stuhlgang sehen und riechen muss.
Fabian findet es ekelhaft, den Stuhlgang von Herrn Berger zu entsorgen. Da er ahnt, wie unangenehm die Situation für den Patienten ist, schämt auch er sich, wenn er die Bettpfanne aus Herrn Bergers Bett holt.

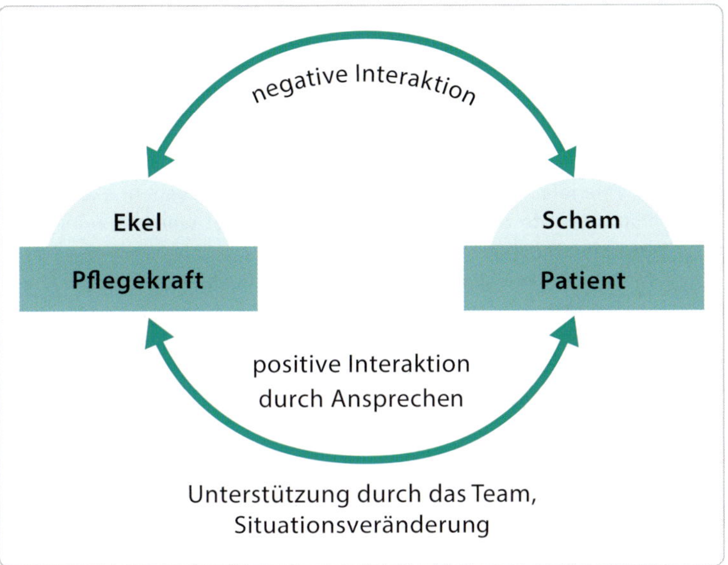

Der Kreislauf von Ekel und Scham.

Häufige Auslöser für Schamgefühle	
bei Pflegebedürftigen	**bei Pflegefachpersonen**
• hilfsbedürftig sein, sich als Belastung für andere empfinden • sich ausgeliefert fühlen • sich als unattraktiv, ungepflegt empfinden • nackt gesehen werden • in intimen Situationen Hilfe benötigen • anderen peinlich sein • wie ein Kind behandelt werden • abfällig, unmündig, von oben herab behandelt werden	• andere Menschen als hilfsbedürftig erleben • eine Pflegetätigkeit eigentlich nicht ausüben wollen • sich emotional oder fachlich überfordert fühlen, Sorge vor Pflegefehlern • von Patienten oder Angehörigen respektlos behandelt werden • andere nackt sehen • Hilfe in intimen Situationen leisten • Ekel empfinden • aus dem persönlichen Umfeld Ablehnung und Unverständnis für die Tätigkeit in der Pflege erfahren

Pflegefachpersonen und Patienten kennen sich normalerweise nicht persönlich und begegnen sich deshalb in einer Situation des Fremdseins. Die **pflegebedingte Unterschreitung üblicher Distanzzonen** (siehe S. 13) führt zu großer körperlicher Nähe und dem Eindringen in die Intimsphäre eines

Patienten. **Das Gefühl des Schams hat deshalb eine nützliche Funktion**. Während der Wahrnehmung, entwickelt sich ein Gespür für die Regeln im Umgang mit dem anderen. Der Mensch macht sich Gedanken darüber, welches Verhalten wohl erwünscht, geboten oder unangemessen wäre. Schamgefühle helfen dabei, (unausgesprochene) Regeln zu respektieren und danach zu handeln.

Für Pflegefachpersonen und zu Pflegende können ekel- und schambesetzte Situationen positiver gestaltet werden, wenn die folgenden Hinweise beachtet werden:

- Mögliche Ekel- oder Schamgefühle dem Patienten gegenüber verbal zum Ausdruck bringen.
- Patienten darauf ansprechen, wenn man sich durch sein Verhalten beschämt oder gekränkt fühlt.
- Durch verbale und nonverbale Kommunikation signalisieren, dass man die Pflege gern übernimmt.
- Patienten schambesetzte Tätigkeiten soweit wie möglich selbstständig durchführen lassen.
- Wann immer möglich (technische) Hilfsmittel zur Wahrung der Selbstständigkeit des Patienten einsetzen.
- Bei der Körperpflege nur die Körperteile entkleiden, die gerade gewaschen werden sollen.
- Gewohnheiten des zu Pflegenden bei Körperpflege, Kleidung, Frisur etc. möglichst beibehalten.
- Durch Nachfragen vergewissern, dass das pflegerische Vorgehen für den Patienten so in Ordnung ist.
- Wenn möglich nach einer ekel- oder schambesetzten Situation noch eine für beide Seiten angenehme Tätigkeit durchführen.
- Kulturelle Besonderheiten zur Durchführung der Pflege im Vorfeld klären (siehe S. 24).

Besser so: Fabian: „Ich gebe zu, Herr Berger, mir ist es schon ein bisschen unangenehm, Ihren Stuhlgang zu entsorgen. So oft habe ich das nämlich noch nicht gemacht. Geht es Ihnen ähnlich, Herr Berger?"
Nicht so: Fabian (lächelt verlegen): „Sie brauchen sich gar nicht zu schämen, Herr Berger. Ist doch nichts dabei. Ich mach das einfach schnell weg."

2 Gesprächsstrategien kennenlernen

2.1 Aktives Zuhören

WAS HABEN WIR DENN AUF DEM HERZEN?
BIN GANZ OHR.

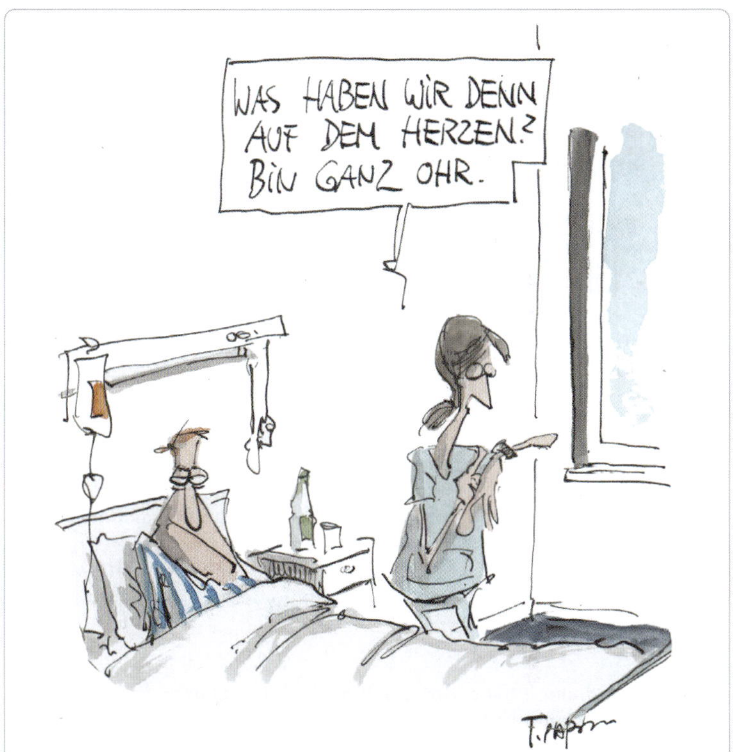

Wenn von Kommunikation die Rede ist, denkt man oft zunächst an das Reden. Ebenso wichtig ist jedoch das Zuhören. Wirkliches Zuhören bedeutet, seine eigenen Anliegen gedanklich zurückzustellen. Der Gesprächspartner soll im Mittelpunkt stehen. Wer das nicht kann, verpasst die wichtigsten Informationen, die z. B. Patienten übermitteln möchten. Diese wollen oft mehrere Informationen geben, z. B. ihre derzeitigen Beschwerden beschreiben, eigene Vorschläge zur weiteren Behandlung machen, Zeitpunkte von Visiten und Entlassungen erfragen usw. Wer jetzt nicht zuhört, lässt frustrierte Patienten zurück. Aber **Zuhören ist nicht so einfach, wie es sich anhört: Es braucht Übung** und es strengt an, sich nur auf das zu konzentrieren, was ein anderer sagt. „Ah ja, ich weiß schon, was Sie meinen ...“, hört man oft Menschen sagen, die denken, sie wüssten schon nach dem ersten Satz, was der andere sagen möchte. Häufig geht so die eine oder andere Seite einer Nachricht (siehe S. 18) verloren. Dabei kommt die wichtigste Botschaft meistens erst zum Schluss einer Aussage.

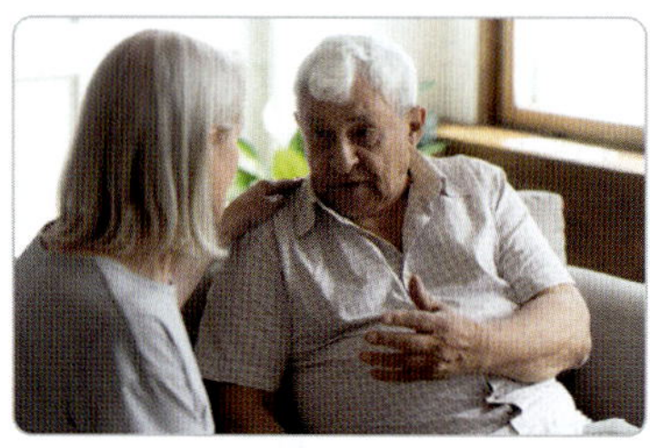

Wer Blickkontakt zum Gesprächspartner hält, signalisiert ihm dadurch seine ungeteilte Aufmerksamkeit.

Um alle Inhalte einer Aussage sicher wahrzunehmen, eignet sich die **3-Stufen-Methode des aktiven Zuhörens**.

Stufe 1

wirkt sich vor allem auf der **Beziehungsebene** aus. Signalisieren Sie dem Gesprächspartner, dass Sie jetzt ganz für ihn da sind. Halten Sie beim **Zuhören** Augenkontakt mit dem Sprechenden. Machen Sie sich noch keine Gedanken darüber, was Sie sagen könnten, wenn Sie „dran“ sind. Dies lenkt Sie vom Zuhören ab. Auf Nebentätigkeiten sollte verzichtet werden. Störfaktoren, wie offene Türen oder ein Radio besser vermeiden.

Stufe 2

wirkt sich auf der **Ebene des Sachinhalts** aus. Geben Sie Ihrem Gesprächspartner zwischendurch Rückmeldung über das, was Sie verstanden haben. So entstehen erst gar keine Missverständnisse.

„Habe ich Sie richtig verstanden, dass ...“; „Sie meinen also, wir sollten .... “

Diese Gesprächstechnik heißt „**Paraphrasieren**“. Lassen Sie den anderen immer ausreden. Unterbrechen Sie ihn nur für Rückfragen. Halten Sie sich zurück mit vorschnellen Bewertungen seiner Gedanken und Vorschläge.

Stufe 3

wirkt sich vor allem auf die **Ebene der Selbstoffenbarung** des Gesprächspartners aus. Achten Sie auf Gefühlsäußerungen – paraverbal oder nonverbal – hinter den gesprochenen Worten. Lassen Sie sich durch Vorwürfe nicht provozieren. Vermeiden Sie sofortigen Streit. Wahrgenommene Gefühle des Gegenübers bringen Sie durch die Gesprächstechnik „**Verbalisieren**" zum Ausdruck:

„Ich erlebe Sie gerade sehr traurig…"; „Ich habe den Eindruck, dass Sie wütend auf mich sind…"

Wichtig ist außerdem: Hören Sie weiter zu, bis Ihr Gesprächspartner signalisiert, dass er „fertig" ist. Nehmen Sie sich vor, nicht das letzte Wort haben zu wollen. Auch wenn dies manchmal schwerfällt.

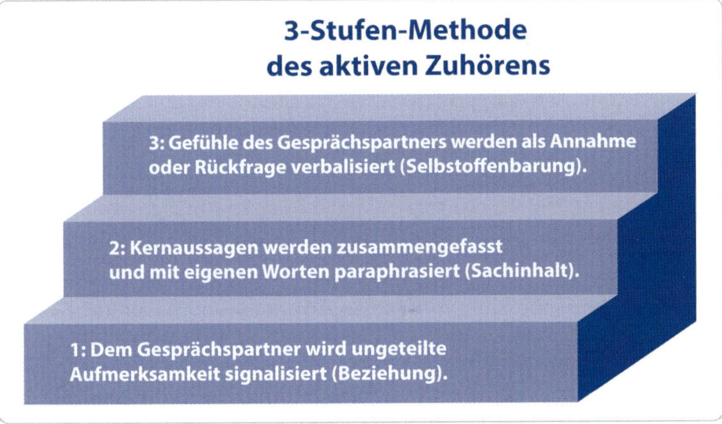

Das aktive Zuhören steht neben der Fähigkeit zur Empathie auch beim Konzept der „**Gewaltfreien Kommunikation**" (GFK) des amerikanischen Psychologen Marshall B. Rosenberg im Mittelpunkt. Gewaltfreie Kommunikation ist weniger eine Gesprächstechnik, sondern soll den Sprechenden bewusst machen, dass Konflikte vermieden oder leichter gelöst werden können, wenn Beobachtungen und Gefühle mit Worten ausgedrückt und Bedürfnisse und Bitten geäußert werden.

2.2 Ich-Botschaften

Für den Verlauf eines Gespräches ist es manchmal nicht so entscheidend, **was** gesagt wird, sondern vielmehr **wie** etwas gesagt wird. Dies gilt besonders dann, wenn Kritik am Gesprächspartner bzw. seinem Verhalten geübt werden soll. Der Psychologe Thomas Gordon fand heraus, dass Ich-Botschaften hierzu besonders geeignet sind. Eine Ich-Botschaft besteht idealerweise aus drei Aspekten:

- Beschreibung des wahrgenommenen Sachverhalts/Verhaltens ohne Wertung.
- Ehrliche Aussage zu persönlichen Empfindungen bzw. Gefühlen.
- Beschreibung der Auswirkungen des (evtl. störenden) Sachverhalts/Verhaltens.

Der Pflegefachmann Fabian wartet seit mehr als einer viertel Stunde auf seine Kollegin Leonie, die den Spätdienst übernimmt und heute zum wiederholten Mal zu spät kommt.

- Als **Ich-Botschaft**:
  „Leonie, ich warte seit einer viertel Stunde auf dich. Das ärgert mich. Weil ich dann zu spät nach Hause zu meinen Kindern komme, die auf mich warten."
- Als **Du-Botschaft**:
  „Na endlich. Du bist schon wieder zu spät! Auf dich kann man sich echt nicht verlassen!"

Durch die Ich-Botschaft wird Leonie nicht abgewertet. Sie kann die Gefühle und Empfindungen von Fabian erkennen und bekommt Klarheit über die Folgen ihres Handelns. Sie erfährt, wie ihr Verhalten auf Fabian wirkt und kann es zukünftig verändern.

Du-Botschaften – „Du bist schon wieder zu spät!" – setzen den Gesprächspartner herab und werden oft als Angriff empfunden. Sie verursachen Schuldgefühle oder werden als Bestrafung aufgefasst.

Wir-Botschaften – „Wir hatten uns mal darauf geeinigt, pünktlich zu kommen." – sind meist verdeckte Du-Botschaften und haben „von oben herab" einen belehrenden Charakter. **Man-Botschaften** – „Man sollte mal wieder über die Dienstzeiten sprechen." – wirken unkonkret und verallgemeinernd. Sie lassen nicht klar erkennen, von wem bzw. wovon die Rede ist.

2.3 Fragetechniken

Neben dem Zuhören ist das geeignete und zielführende Fragen wichtig. Jede Frage ist für sich genommen schon eine Gesprächstechnik. Sie kann den Verlauf von Gesprächen positiv beeinflussen, da durch sie gezielt relevante Informationen hinzugewonnen werden können. Welche Frage gestellt wird, ist abhängig von der Intention. Man unterscheidet verschiedene Fragetypen:

- **Geschlossene Fragen**: Sie lassen sich mit „Ja" oder „Nein" beantworten. Sie erfordern vom Gefragten eine klare Entscheidung und kürzen ein Gespräch ab.

 „Geht es Ihnen gut, Frau Taler?"

Für demenziell veränderte Menschen stellen geschlossene Fragen oftmals eine geeignete Frageform dar. Ihr Nachteil besteht in der „Verhörsituation", die durch sie entstehen kann.

 „Haben Sie schon gefrühstückt, Frau Taler? Und Ihre Medikamente? Haben Sie die schon eingenommen?"

Zudem bieten geschlossene Fragen keinen Anlass zur Fortsetzung des Gesprächs und fordern den Gesprächspartner nicht zur Entwicklung eigener Lösungsansätze/Vorschläge auf.

- **Offene Fragen**: Sie lassen sich nicht mit „Ja oder Nein" beantworten. In der Regel sind es W-Fragen (Was?, Wie?, Wozu?, Warum?, Wann?, Wo? usw.), die ein Gespräch eröffnen können und zum freien Sprechen auffordern.

 Im Gegensatz zu der geschlossenen Frage „Möchten Sie, dass ich Ihnen den Fernseher einschalte, Herr Berger?" fordert die offene Frage „Herr Berger, wozu haben Sie jetzt Lust?" den Gesprächspartner auf, sich selbst Gedanken über eine Antwort zu machen.

- **Alternativfragen**: Sie lassen dem Gesprächspartner eine gewisse Entscheidungsfreiheit, die Antwortmöglichkeiten sind allerdings vorgegeben, andere Antworten somit ausgeschlossen.

 „Möchten Sie heute die blaue oder die graue Hose anziehen, Herr Berger?"

- **Suggestivfragen**: Sie lenken das Gespräch stark. Die gewünschte bzw. erwartete Antwort ist in der Frage bereits enthalten.

„Sie möchten doch sicher, dass ich Sie zum Frühstück bringe, Herr Berger, oder?“

- **Taktische Fragen**: Häufig handelt es sich um Gegenfragen, um selbst einer Antwort auszuweichen, sie hinauszuzögern oder um den Fragenden zu kontrollieren.

„Wann geben Sie mir denn das Schmerzmittel, Schwester?“ Pflegefachfrau: „Sind Ihre Schmerzen wieder stärker geworden? Dann spreche ich gleich mal mit dem Arzt. Haben Sie denn schon die Salbe aufgetragen?“

- **Problemanalysefragen**: Mit ihnen werden die Hintergründe eines Problems ausfindig gemacht. In Aufnahmegesprächen (siehe S. 66) kann mit ihnen der Ist- und der Sollzustand eines Problems analysiert werden, um Veränderungsbedarfe konkret zu benennen.

„Wobei schränken Sie im Alltag Ihre Kniebeschwerden am stärksten ein, Herr Berger?“

2.4 Fachsprache

„... VERMUTLICH BALD ÜBER DIE WUPPER"?!
JA WAS?! ... VERZICHTEN SIE AUF FÜR DEN LAIEN UNVERSTÄNDLICHE FACHSPRACHE. KOMMUNIZIEREN SIE KLAR UND BEGREIFLICH!

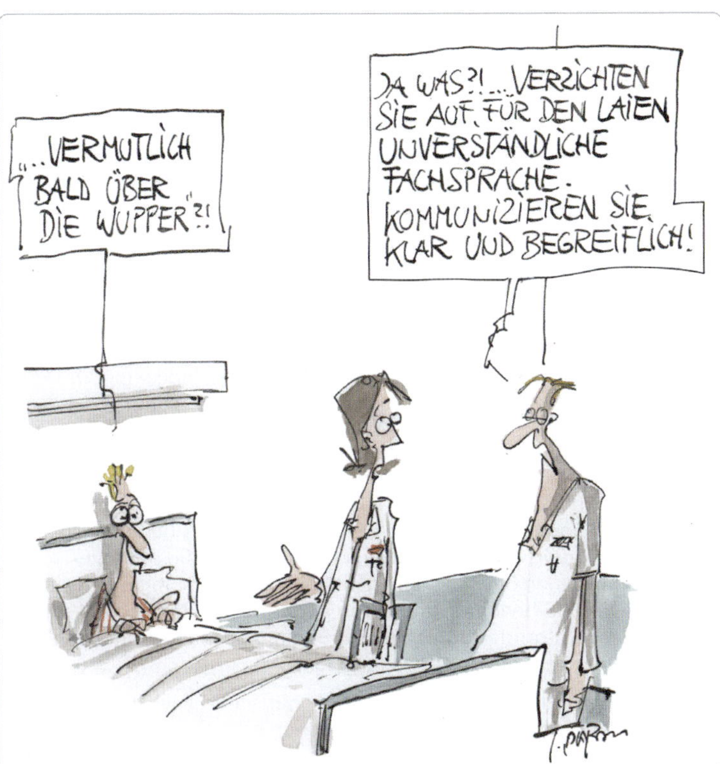

Varianten der deutschen Sprache gibt es viele: Hochdeutsch, Norddeutsch, Jugendsprache, Umgangssprache usw. Sie alle sind Abwandlungen derselben, hier deutschen Sprache. Je nach Herkunft, Gesprächsthema, den eigenen sprachlichen Fähigkeiten sowie dem Gesprächspartner wählen wir die Sprachvariante aus, die in der jeweiligen Situation passend erscheint.

Standardsprache: Anwendung vor allem bei offizieller schriftlicher Kommunikation, in Gesprächen unter Menschen, die sich nicht persönlich kennen, z. B. mit Patienten, wenn Höflichkeit gefragt ist, bei Prüfungen usw.

Standardsprache: „Blutgefäße versorgen Ihren Herzmuskel mit Sauerstoff. Eines der Gefäße ist verschlossen. Wir haben genau festgestellt, an welcher Stelle das passiert ist. Der Gefäßverschluss ist der Grund dafür, warum Ihr Herz manchmal so schnell und unregelmäßig schlägt. Sie sollten deshalb zukünftig ein Medikament einnehmen. Das sorgt dafür, dass Ihr Herz wieder regelmäßig schlägt."

Medizinisch-pflegerische Fachsprache: wird von Experten eines speziellen Fachgebietes angewendet. Die Fachsprache dient den Mitgliedern der eigenen Gruppe als Kommunikationsplattform. Sie entfaltet dadurch einen identitätsstiftenden Charakter. Fachsprachen erleichtern die Verständigung unter Fachleuten im beruflichen Umfeld. Sie beinhalten einen Fachwortschatz, mit dem Sachverhalte kurz und präzise benannt oder beschrieben werden können.

Fachsprache: „Das kardiale Infarktgeschehen wurde lokalisiert. In der Folge kam es zu tachykarden Arrhythmien. Indikation für Digitalisglykoside."

Im beruflichen Umfeld bringt die Anwendung der medizinisch-pflegerischen Fachsprache neben den unbestrittenen Vorteilen auch Risiken mit sich. Wenn Patienten, Bewohner oder Angehörige medizinisch-pflegerische Fachsprache lesen oder hören, erzeugt dies bei ihnen manchmal Unverständnis und Angst. Unverständnis, weil sie nicht verstehen, wovon im Einzelnen die Rede ist. Sie haben das Gefühl, mit der „Geheimsprache" würden ihnen Informationen vorenthalten. Angst, weil sie sich somit schlecht informiert fühlen und z. B. die möglichen Folgen einer Erkrankung nicht richtig einschätzen können.

Die meisten Begriffe der medizinisch-pflegerischen Fachsprache haben ihren sprachlichen Ursprung im Lateinischen oder Griechischen. Zunehmend wird die medizinische Fachsprache auch durch englische Begriffe geprägt. Manchmal werden sogar alle drei Sprachen in einem Fachbegriff vermischt.

subkutan lat.: sub = unter, cutis = Haut; unter die Haut

Kyphose griech.: kyphos = nach vorne gebeugt, bucklig; Krümmung der Wirbelsäule nach vorne

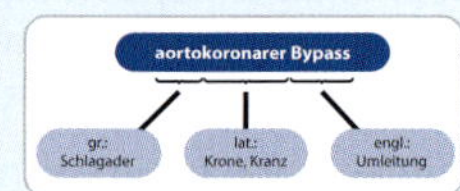

Vorsilbe	Wortstamm	Nachsilbe
Poly- Mehrfach	**trauma** Verletzung	
An- Verneinung	**ämie** Blut	
	Gastr- Magen	**itis** Entzündung
	Nephro- Nieren	**pathie** Erkrankung
Poly- Mehrfach	**arthr-** Gelenk	**itis** Entzündung

Bei der Schreibung der Fachbegriffe herrscht manchmal Unsicherheit bezüglich der Verwendung der Buchstaben c, k und z. Das liegt daran, dass es in der lateinischen Sprache kein k und kein z gibt. Erst bei der Eindeutschung der Begriffe wird das lateinische c zu k oder z. Englische Begriffe werden aber stets wie im Englischen ausgesprochen und geschrieben, z. B. Bypass. Aus dem Englischen stammen auch zahlreiche Abkürzungen, z. B. COPD = chronic obsructiv pulmonary diseases. Über die Bedeutung der medizinischen Fachbegriffe und deren korrekte Schreibweise informieren medizinische Fachwortlexika.

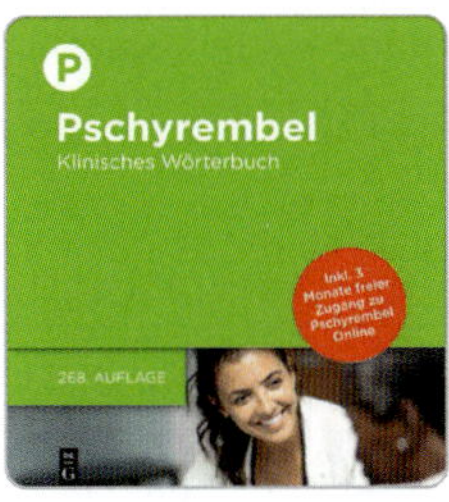

Medizinische Lexika und Nachschlagewerke bieten grundlegende Informationen und dienen einer einheitlichen Sprache.

Die berufsspezifische Pflegefachsprache befindet sich in einem Entwicklungsprozess. Eine wichtige Rolle hierbei spielt die Anwendung von **Pflegediagnosen**. Im Unterschied zur medizinischen Diagnose...

- beschreiben sie die Reaktionen auf / die Folgen von Gesundheitsstörungen,
- berücksichtigen sie das soziale Umfeld des Patienten,
- können sie sich fortwährend ändern,
- weisen sie der Pflegefachkraft Verantwortung zu.

Medizinische Diagnose	Pflegediagnose
Mundbodenkarzinom	Schmerzen
	Schluckstörung
	Beeinträchtigte Mundschleimhaut
	Körperbildstörung

Umgangssprache: Anwendung unter Menschen, die sich gut kennen, mit Benutzung von umgangssprachlichen Ausdrücken und Redewendungen.

Umgangssprache: „Schon gehört? Frau Berger von nebenan hatte einen Herzanfall. Liegt jetzt im Krankenhaus. Ganz schlimmes Herzstolpern. Sie nimmt jetzt Tabletten dagegen."

Wenn Sie sich sicher fühlen, nutzen Sie im Kontakt mit Kolleginnen und Kollegen sowie Angehörigen anderer medizinischer Fachberufe die medizinisch-pflegerische Fachsprache. Sie erleichtert die Kommunikation und zeigt Ihre fachliche Kompetenz. Im Umgang mit Patienten, Bewohnern und Angehörigen sollten Sie diese jedoch nach Möglichkeit vermeiden. Der Sachverhalt lässt sich stattdessen mit klaren, einfachen Worten und kurzen Sätzen in der Standardsprache beschreiben.

2.5 Leichte Sprache

Leichte Sprache kann vielen Menschen helfen. Es profitieren vor allem Menschen mit Demenz, mit eingeschränkter Lese- oder Lernkompetenz und Menschen, die die deutsche Sprache nicht gut beherrschen. Diese können z. B. die Gebrauchsinformation von Medikamenten und Aufklärungsformulare schlecht verstehen und Gesprächen oder Referaten nur schwer folgen. Leichte Sprache kann ihnen die Teilhabe am gesellschaftlichen Leben ermöglichen und dadurch ihre Lebensqualität erhöhen.

- Das Netzwerk Leichte Sprache e.V. setzt sich mit Forschung und Lehre dafür ein, dass im Sprachgebrauch von Medizin, Bildung, Politik und Kultur die Leichte Sprache stärker berücksichtigt wird. www.leichte-sprache.org

- Das Ärztliche Zentrum für Qualität in der Medizin (ÄZQ) stellt auf der Seite www.patienten-information.de Informationen zu zahlreichen Gesundheitsthemen in leichter Sprache zur Verfügung.

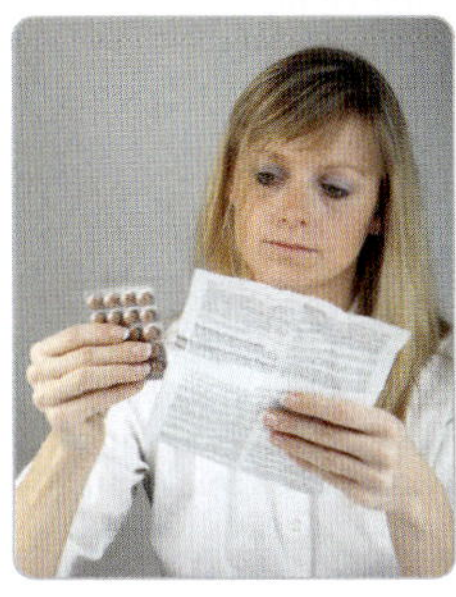

Viele Menschen haben Probleme mit dem Lesen und Verstehen von komplizierten Texten.

Leichte Sprache findet sowohl in der gesprochenen als auch in der geschriebenen Sprache Anwendung. Hierfür gibt es umfassende Regeln. Folgende Aspekte sollten beachtet werden:

Leichte Sprache		
So geht's schwer...	**So geht´s leichter...**	**Tipp**
Zahlen und Zeichen		
14 % der Patienten...	Nur wenige Patienten..., einige Patienten...	Besser ungefähre Angaben als genaue %-Werte
Sieben Medikamente	7 Medikamente	Besser Zahlen als Worte
23.07.2022	23. Juli 2022	Datum ausschreiben
Tel.: 02978/596652	Tel.: 0 29 79 – 59 66 52	Zahlenreihen mit Leerzeichen schreiben
§, %, &, ( ); „ “, ...	Paragraf, Prozent, und...	Sonderzeichen in Worten ausschreiben oder vermeiden
Wörter		
Sie erreichen unsere Praxis mit öffentlichen Verkehrsmitteln.	Sie können mit Bus oder Bahn zu uns kommen.	Einfache Wörter benutzen
Workshop	Arbeits-Gruppe	Fachbegriffe und Fremdwörter vermeiden

Leichte Sprache		
So geht's schwer…	**So geht´s leichter…**	**Tipp**
Hier ist Ihr Arzneimittel. Sie müssen jeden Morgen eine Tablette nehmen und die Medikamente dann wieder in den Schrank zurücklegen.	Hier sind Ihre Tabletten. Nehmen Sie jeden Morgen 1 Tablette. Danach legen Sie die Tabletten wieder in den Schrank.	Für gleiche Dinge immer die gleichen Wörter benutzen
Infektionsschutzgesetz	Infektions-Schutz-Gesetz	Lange Wörter mit Bindestrich trennen
EKG-Gerät; RTW; O_2	Elektro-Kardio-Gramm - das Gerät prüft Ihr Herz; Rettungswagen; Sauerstoff.	Komplizierte Wörter erklären, Abkürzungen vermeiden (Ausnahmen sind z. B.: Dr., ICE, WC)
Morgen ist die Wahl zum Heimbeirat. / Morgen wird der Heimbeirat gewählt.	Morgen wählen wir den Heim-Beirat.	Besser Verben als Substantive benutzen / Besser aktive als passive Satzkonstruktionen verwenden
Nächste Woche könnten Ihre Blutwerte schon wieder besser sein.	Nächste Woche sind Ihre Blutwerte vielleicht besser.	Konjunktiv vermeiden
Sätze		
Guten Morgen Frau Taler, schön, dass Sie gekommen sind. Wie kann ich Ihnen helfen?	Guten Morgen Frau Taler. (Lächeln) Was möchten Sie?	Kurze Sätze bilden. Floskeln vermeiden und evtl. nonverbal ersetzen. Je Satz nur eine Aussage
Beispielsweise, Wenngleich, Obwohl, Je nachdem…	Und, Oder, Wenn, Weil, Aber.	Einfache Satzanfänge und Satzverbindungen benutzen
Guten Morgen Frau Eberhard. Heute schon so früh? Ja, Morgenstund´ hat Gold im Mund.	Guten Morgen Frau Eberhard. Sie sind früh. Aber morgens ist es ja auch am schönsten.	Redewendungen und Sprichwörter vermeiden bzw. umschreiben
Textgestaltung		
Times New Roman, *Vivaldi*, Courier New, *Arial kursiv*	Arial, Tahoma, Verdana	Nur eine Schriftart verwenden, eine gerade Schriftart verwenden

Schriftgröße kleiner als 14 (hier 6,5).	Schriftgröße 14 oder größer (hier: 16).	Große Schrift verwenden
Diese Sätze haben einen einfachen Zeilenabstand. Man sagt auch, sie haben einen Zeilenabstand von 1. Das ist wenig.	Diese Sätze haben einen 1,5-fachen Zeilenabstand. Man sagt auch, sie haben einen Zeilenabstand von 1,5. Das ist besser.	Zeilenabstand 1,5 wählen
Trennen Sie Wör- ter am Zeilenende nicht.	Trennen Sie Wörter am Zeilenende nicht.	Worttrennungen vermeiden
Verfassen Sie Texte nicht ungegliedert und mit ununterbrochenem Textfluss. Dies wirkt ermüdend und die Aufmerksamkeit lässt nach.	Gliedern Sie den Text. Nutzen Sie dazu • Abschnitte, • Aufzählungspunkte und • **fett** gedruckte Wörter, um Wichtiges hervorzuheben.	Texte übersichtlich gliedern

Neben der „Leichten Sprache" gibt es auch die sog. „**Einfache Sprache**". Sie ist etwas komplexer als Leichte Sprache. Wörter dürfen schwieriger und Sätze länger sein. Nebensätze sind erlaubt. Anders als bei der Leichten Sprache gibt es für die Einfache Sprache kein festes Regelwerk. Trotzdem: Auch bei Einfacher Sprache sollte die Textstruktur übersichtlich sein und Fremdwörter vermieden werden. Von Einfacher Sprache profitieren alle Menschen, die nicht so gut Deutsch können.

2.6 Metakommunikation

Das Wort Metakommunikation stammt von dem griechischen Wort „meta" ab und heißt „über, darüber, höher". Es bedeutet so viel wie **„Kommunikation über die Kommunikation"**. Mit dieser Gesprächsstrategie können die Beteiligten mögliche Unstimmigkeiten oder Missverständnisse ansprechen und klären. Dazu wird das Gespräch oder auch ein längerer dauernder Kommunikationsprozess rückblickend „aus der Vogelperspektive" betrachtet. Die Kommunikationspartner äußern ihre Eindrücke und Empfindungen zum Gesprächs- bzw. Kommunikationsverlauf. Durch ein solches Reflexionsgespräch können Ursachen und Auswirkungen eines gelungenen oder weniger gelungenen Kommunikationsprozesses erkannt und offen angesprochen werden. Ich-Botschaften (siehe S. 38) sind besonders geeignet, der eigenen Sichtweise auf den Kommunikationsprozess Ausdruck zu verleihen.

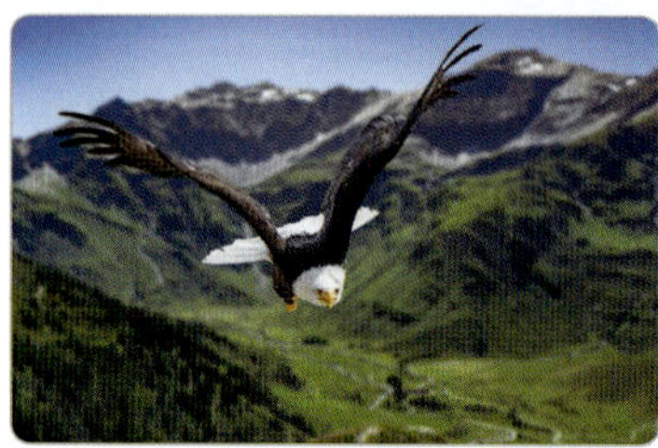

Metakommunikation – ein Blick aus der Vogelperspektive kann helfen, Kommunikationsprobleme zu erkennen.

Die Situation:
Die Praxisanleiterin Lara Schäfer hat das Gefühl, dass die Auszubildende Chiara sich in Anleitungssituationen nur wenig Mühe gibt. Sie findet, dass Chiara ihren Verbesserungsvorschlägen gleichgültig gegenübersteht und diese nur halbherzig umsetzt.
Metakommunikation:
„Chiara, ich möchte heute gern mit dir über die Anleitung von gestern sprechen. Die BZ-Messung. Ich hatte dabei den Eindruck, als würde dich das Thema nicht besonders interessieren. Wie siehst du das?"
„Weiß nicht, keine Ahnung, ja, kann schon sein."
„Meine Aufgabe ist es, dir bei der Anleitung alles zu zeigen und zu erklären, was du wissen musst, um die Maßnahme richtig durchzuführen. Ich bereite mich deshalb auf die Anleitung vor. Dabei kommt aber kein richtiges Gespräch zwischen uns beiden zustande. Das empfinde ich als Rückmeldung im Sinne von `Das interessiert mit nicht.´ Das macht mich ärgerlich und wir gehen dann beide unzufrieden aus der Situation heraus. Kannst du das nachvollziehen?"
„Ja, schon."
„Wie empfindest du denn die Anleitungssituationen?"
„Stimmt schon, so richtig Lust hab´ ich da nicht drauf. Ich fühle mich da immer von dir kontrolliert. Das finde ich total stressig. Und Prüfungssituationen waren für mich schon immer der totale Horror ..."

2.7 Kommunikation mit Humor

Kommt eine Frau zum Psychiater. „Herr Doktor, ich glaube, mein Mann ist verrückt. Jeden Morgen beim Frühstück isst er die Kaffeetasse auf und lässt nur den Henkel übrig." Sagt der Psychiater: „So ein Irrer, wo der Henkel doch das Beste ist!"

Keine Frage: Nicht jeder kann über jeden Witz lachen. Trotzdem ist das Lachen über einen Witz der Inbegriff des Humors. Und der Volksmund sagt, Lachen sei die beste Medizin. Das stimmt natürlich nicht ganz, aber Lachen hat fraglos positive Effekte auf den Menschen. Die Wissenschaft der Psychoneuroimmunologie befasst sich schon seit einigen Jahrzehnten mit den Auswirkungen von Humor im Umfeld der medizinischen und pflegerischen Behandlung und untersucht die Wechselwirkungen zwischen Psyche und Immunsystem. Ergebnis: Humor, also regelmäßiges Lachen, führt zu einem Anstieg der T-Lymphozyten (körpereigene Abwehrzellen) und sorgt für die Ausschüttung von Botenstoffen wie etwa Endorphinen. Diese wirken Schmerzen entgegen.

MIR GEHT'S HEUT GAR NICHT GUT!
KENNEN SIE DEN? KOMMT EIN ELEFANT ZUR TANKSTELLE..
STATION II

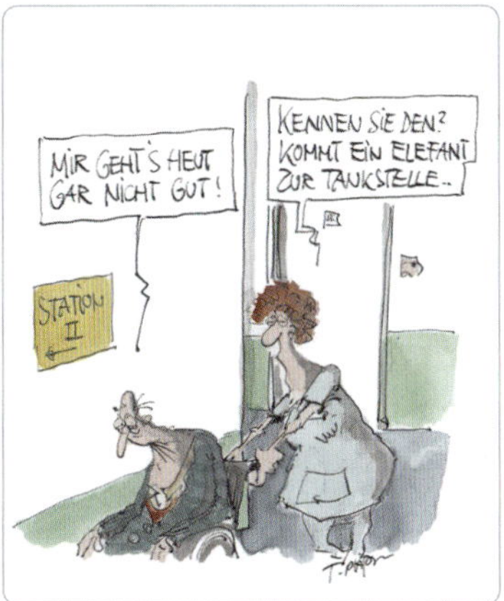

Humor kann die Kontaktaufnahme erleichtern und die Hemmschwelle senken, miteinander über problembehaftete Themen ins Gespräch zu kommen. Er soll aber nicht dazu dienen, empfundene Gedanken und Gefühle zu verschleiern und zuzudecken, sondern sie erträglicher zu gestalten. Humor im Rahmen der Kommunikation mit Pflegebedürftigen bedeutet weit mehr als nur „billige" Witze zu erzählen.

- Humor schult die Empathie und hat etwas Entlastendes.
- Humor ist eine kommunikative Grundeinstellung und kann als eine Form menschlichen Verstehens und der Freundlichkeit dem anderen gegenüber verstanden werden.
- „Humor ist der Knopf, der verhindert, dass uns der Kragen platzt." (Joachim Ringelnatz)
- Workshops zum Thema Humor in der Pflege bietet u. a. die Stiftung „Humor hilft heilen" an. www.humorhilftheilen.de

Wenn es gelingt, eine humorvolle Kommunikation sowohl im Team als auch über die Ebenen einer Einrichtung hinweg zu etablieren, beeinflusst dies die Stimmung in einer Senioreneinrichtung oder einer Klinik positiv und trägt so indirekt zum Heilungserfolg bei. Wenn ein gut gemeinter Scherz als Schadenfreude fehlinterpretiert wird, wirkt er destruktiv und gegenteilig. In Anlehnung an Paracelsus gilt also wie immer in der Medizin und Pflege: „Die Dosis macht das Gift." Humor sollte gezielt und gut dosiert eingesetzt werden. Nur wer ein Gespür dafür entwickelt, wann Humor angebracht und wann er deplatziert ist, kann herausfordernde Situationen mit Humor entspannen.

- Patient: „Das Medikament nehme ich nicht." Pflegefachfrau: „Das finde ich gut, dass Sie mir nicht gleich alles ´abnehmen´, nur weil ich Expertin bin."
- Patientin zu einem jungen Pflegefachmann: „Kann ich endlich mal mit einem richtigen Pfleger sprechen?" Pflegefachmann: „Gern. Soll ich nochmal rausgehen und wieder reinkommen?"
- Patient zu einer jungen Pflegefachfrau: „Sind Sie nicht ein bisschen zu jung für diesen Job?" Pflegefachfrau: „Sind Sie nicht ein bisschen zu alt für diese Frage?"

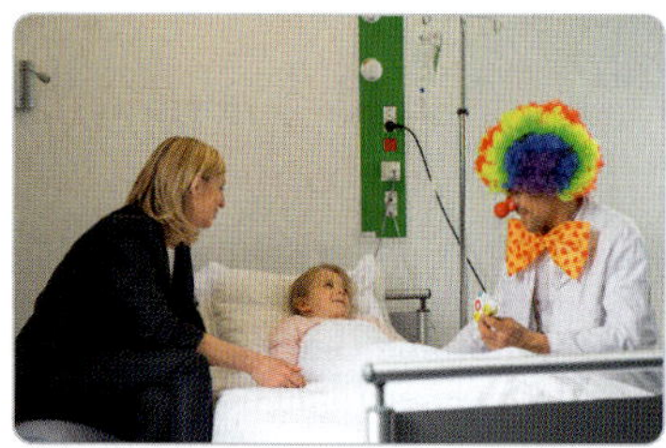

Lachen kann die Heilung fördern und Ängste mildern.

Sozialer Humor, wie im 1. und 2. Beispiel verletzt nicht und empfiehlt sich deshalb im Umgang mit Patienten. **Aggressiver Humor**, wie im 3. Beispiel kann Patienten gegenüber, die man nicht gut kennt, verletzend wirken. Er ist deshalb eher im Umgang mit gut vertrauten Menschen angebracht, die diese Form des Humors „nicht übel nehmen“.

Aus der praktischen Erfahrung, zum Beispiel mit dem regelmäßigen Einsatz von Klinik-Clowns, weiß man, dass Humor bei Kindern, Jugendlichen, Erwachsenen, Senioren und Sterbenden
- andauerndes Grübeln stoppen,
- die Spirale negativer Gedanken durchbrechen,
- die Abwehrkräfte stärken,
- Schmerzen lindern,
- Angstzustände mindern und
- Mut und Zuversicht erzeugen kann.

2.8 Gesprächsförderer und Gesprächshemmer

Die vorgestellten Gesprächsstrategien (siehe S. 35 ff.) zeigen, dass durch kommunikatives Handeln zwischenmenschliche Situationen und Beziehungen aktiv gestaltet werden können. Es gibt kommunikative Handlungen, die ein Gespräch befördern, andere, die es hemmen. Die folgende Tabelle gibt einen zusammenfassenden Überblick über die wichtigsten gesprächsfördernden und gesprächshemmenden kommunikativen Handlungen.

Gesprächsförderer	Gesprächshemmer
Positive Stimmung. Eine positive Grundstimmung, offene Körperhaltung, Blickkontakt und ein Lächeln erleichtern die Kommunikation.	**Negative Stimmung.** Eine geschlossene Körperhaltung, Ungeduld und fehlender Blickkontakt erschweren ein Gespräch.
Aktiv zuhören. Signalisieren Sie dem anderen, dass Sie sich ihm und dem Gespräch ganz zuwenden.	**Monologe.** Dem Gesprächspartner wird keine Möglichkeit zum Reden gegeben. Es wird auf den anderen eingeredet. **Nebenbeschäftigung.** Vermeiden Sie zusätzliche Aktivitäten parallel zum Gespräch. **Unterbrechung.** Der Gesprächspartner soll weder verbal (Dazwischenreden) noch nonverbal (Kopfschütteln) unterbrochen werden.

Gesprächsförderer	Gesprächshemmer
Paraphrasieren und verbalisieren. Geben Sie dem Gesprächspartner Rückmeldung über wahrgenommene Sachinhalte und Gefühle.	**Bewertungen**. Vorschnelles Be- oder Abwerten von Gedanken oder Vorschlägen des Gesprächspartners wirkt verletzend und stört den Gesprächsablauf.
Ich-Botschaften. Sie werten den Empfänger nicht ab, sondern vermitteln ihm Informationen über den Sender.	**Du-, Wir- und Man-Botschaften**. Sie setzen den Gesprächspartner herab und haben einen belehrenden Charakter.
Offene Fragen. Sie fordern zum freien Sprechen auf und eignen sich deshalb gut zur Gesprächseröffnung.	**Geschlossene Fragen**. Kürzen ein Gespräch ab und behindern das Entwickeln eigener Ideen oder Vorschläge. **Suggestivfragen**. Lenken das Gespräch stark, indem die gewünschte Antwort bereits in der Frage enthalten ist.
Fachsprache. Vereinfacht das Fachgespräch unter Angehörigen derselben Branche (hier: Pflege, Medizin, Gesundheit).	**Fachsprache**. Erschwert dem Laien das Verständnis und somit die Kommunikation mit dem Fachpersonal.
Leichte Sprache. Ermöglicht Menschen, z. B. mit Sprachproblemen, das Erfassen von komplexen Zusammenhängen.	
Metakommunikation. Mit dem Blick aus der Vogelperspektive auf ein Gespräch können Kommunikationsprobleme erkannt und gelöst werden.	
Humor. Ist eine kommunikative Grundeinstellung, die die Stimmung positiv beeinflusst.	

3 Mit Pflegebedürftigen kommunizieren

3.1 Ein Gespräch vorbereiten

Im beruflichen Alltag finden Gespräche unterschiedlichster Art oftmals ungeplant und ohne besondere Vorbereitung statt. Meistens geht das gut und die Gesprächspartner gehen zufrieden aus dem Gespräch. Manchmal jedoch denkt zumindest eine Person in Nachhinein: Hätte ich mich gut vorbereitet, wäre das Gespräch besser (für mich) verlaufen. Der Gesprächsvorbereitung kommt im Zusammenhang mit Patientengesprächen eine große Bedeutung zu, da Kommunikation – bewusst oder unbewusst - als Teil des Beziehungsprozesses in der Pflege wahrgenommen wird. **Wer redet, der pflegt.**

Damit Kommunikation gelingt, ist es hilfreich, Kommunikationstheorien und -modelle zu kennen (siehe S. 7 ff.). Außerdem können spezielle Gesprächstechniken angewendet werden, um ein Gespräch für alle Beteiligten zufriedenstellend zu gestalten (siehe S. 35 ff.). Bevor man aber in ein Gespräch geht, bei dem man bestimmte Ziele oder Absichten verfolgt, sollte man folgende Aspekte bedenken:

Phasen der Gesprächsplanung	Beispiel
1 Warum möchte ich das Gespräch führen? Welches Ziel habe ich?	Als Pflegefachfrau im ambulanten Pflegedienst möchte ich Herrn Berger in einem Gespräch davon überzeugen, dass er zukünftig Hilfe bei der Haushaltsführung (nach §45 SGB XI) in Anspruch nimmt. Seit zwei Monaten fahren wir Herrn Berger zwecks Verbandwechsel an. Seine Wohnung ist in einem schlimmen Zustand und er schafft es kaum zum Einkaufen.
2 Perspektivwechsel: Welches Ziel hat mein Gesprächspartner vermutlich?	Ich erinnere mich daran, dass Herr Berger kürzlich einmal darauf hingewiesen hat, wie wichtig ihm seine Selbstständigkeit ist. Der Verbandwechsel durch uns kostete ihn schon Überwindung. Herr Berger möchte deshalb vermutlich keine weitere Hilfe in Anspruch nehmen.
3 Ich vergleiche die unterschiedlichen Gesprächsabsichten und überlegen mir eine kluge Argumentation.	Ich weise Herrn Berger darauf hin, dass eine saubere Wohnung und eine ausgewogene Ernährung förderlich für seine Gesundheit sind. Zudem kann ich ihm das Angebot machen, die Hilfe im Haushalt zunächst probeweise in Anspruch zu nehmen.

Phasen der Gesprächsplanung	Beispiel
4 Ich lege die Rahmenbedingungen für das Gespräch fest.	Am Montagmorgen werde ich Herrn Berger auf das Thema ansprechen. Nach dem Wochenende ist er meist gut gelaunt und wir kommen dann leichter miteinander ins Gespräch. Nach dem Verbandwechsel setzt er sich immer mit einem Kaffee ins Wohnzimmer. Dann ist ein günstiger Moment. Eine Infobroschüre zu unseren Haushaltshilfen nehme ich mit.
5 Ich denke in die Zukunft: Welche Verbesserungsmöglichkeiten sehe ich für die Zukunft? Lassen sich solche Situationen zukünftig vermeiden? Wenn ja, wie?	Ich nehme mir vor, das Thema in vergleichbaren Fällen frühzeitiger gegenüber Klienten anzusprechen und nicht erst, wenn „Gefahr in Verzug" ist. Den Umgang mit vergleichbaren Situationen möchte ich auch bei der nächsten Teambesprechung thematisieren.

Gesprächsvorbereitung

- Ich weiß, was ich mit dem Gespräch erreichen will.
- Ich habe mir Gedanken darüber gemacht, was mein Gegenüber denkt.
- Auf das Gespräch bin ich vorbereitet und habe mir eine geeignete Gesprächseröffnung und eine gute Argumentation überlegt.
- Für geeignete Rahmenbedingungen habe ich gesorgt (Zeit, Ort, Unterlagen etc.).
- Ich kann ggf. Änderungs- oder Verbesserungsvorschläge für die Zukunft machen.

3.2 Selbstsicher auftreten

ICH MEINE NUR…
VIELLEICHT…
ICH DENKE,
MAN KÖNNTE…
EVENTUELL…
WIR SOLLTEN…
ÖH…
SONST NOCH
WER EINEN
VORSCHLAG?!
STATION
III

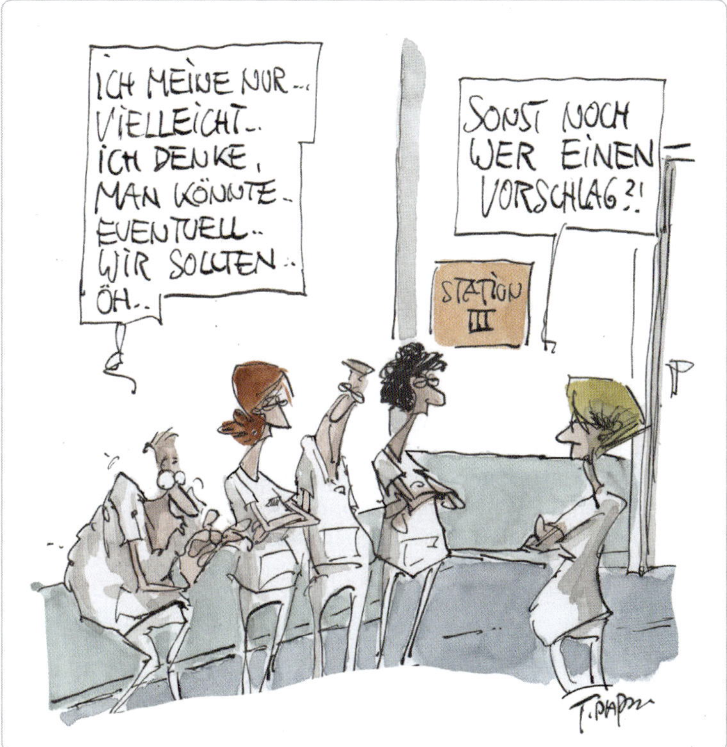

Über einen selbstsicheren Auftritt denken viele: Entweder man hat ihn, oder man hat ihn nicht. Selbstsicherheit – Was nach einer unveränderlichen Charaktereigenschaft klingt, ist in Wahrheit situativ variabel und änderbar. Jeder kennt Situationen im Berufsleben, in denen man sich seiner selbst oder seiner Handlungen unsicher war oder immer wieder ist. Auch Situationen, in denen man sich wohl und selbstsicher fühlt, sind jedem bekannt. Und jeder hat dasselbe bereits bei anderen Menschen bemerkt. Selbstsicheres Auftreten wünscht man sich vor allem dann, wenn man vor anderen steht, mit ihnen sprechen möchte oder muss, wenn andere überzeugt oder begeistert werden sollen oder wenn man vor anderen praktisch handeln und agieren soll.

Es heißt oft, selbstsichere Menschen könnten sich „gut verkaufen". Damit ist gemeint: Jemand kann anderen gegenüber eigene Kompetenzen, Fähigkeiten, Stärken, Erfahrungen und Überzeugungen zeigen. Je besser man sich dessen bewusst wird, desto leichter gelingt der selbstsichere Auftritt. **„Nur wer von sich selbst überzeugt ist, kann auch andere überzeugen."**

Einige **praktische Tipps** helfen Ihnen, Ihre Selbstsicherheit dauerhaft zu fördern:

- Gehen Sie wann immer es geht auf andere Menschen zu und suchen Sie das Gespräch. Beteiligen Sie sich an Diskussionen.
- Trainieren Sie Ihre Stimme. Sie ist akustischer Überträger von Sicherheit und Unsicherheit. Sprechen Sie in Situationen, in denen Sie zu Unsicherheit neigen, betont langsam und deutlich.
- Nehmen Sie bei Gesprächen eine offene, aufrechte Körper- bzw. Oberkörperhaltung ein und halten Sie den Kopf gerade.
- Denken Sie daran, sowohl beim Zuhören als auch beim Sprechen Blickkontakt zu halten.
- Wenn Sie Anspannung oder Nervosität im Gespräch spüren: Nehmen Sie sich ein paar Sekunden Zeit und atmen Sie tief ein und aus. Setzen Sie das Gespräch dann in einem langsameren Tempo fort.

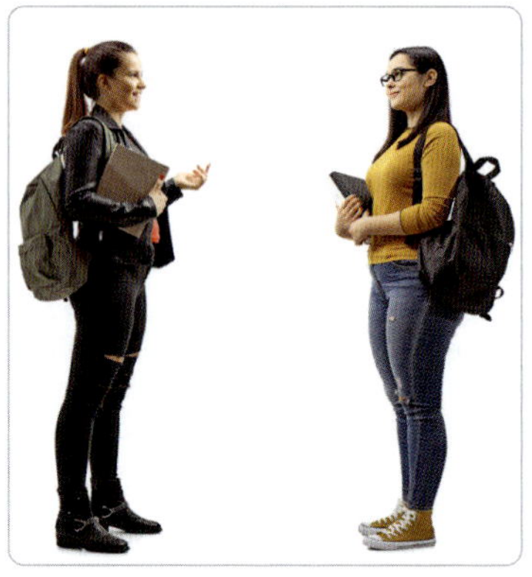

Eine offene, aufrechte Körperhaltung und Blickkontakt sind Zeichen der Sicherheit im Gespräch.

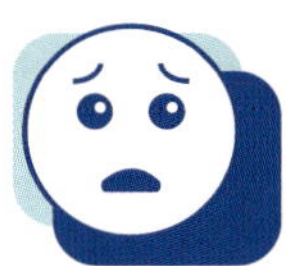

Schritt 1:
Denken Sie an Situationen der Unsicherheit. Welche sind das? Wovor haben Sie Angst? Was sind Ursachen und Auslöser?

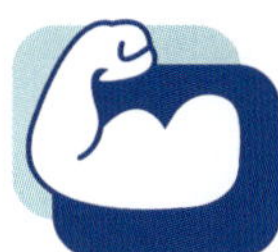

Schritt 2:
Vergessen Sie Ihre Stärken nicht. Worauf sind Sie stolz? Was haben Sie schon erreicht, beruflich oder privat? Machen Sie sich bewusst, welche Stärken Sie haben.

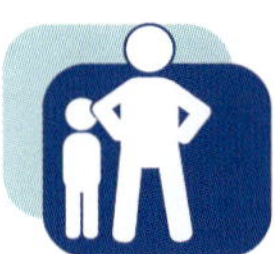

Schritt 3:
Vergleichen Sie sich nicht mit den Falschen. Wer immer nur bewundernd darauf schaut, was Vorgesetzte oder besonders erfolgreiche Kollegen erreicht haben, macht sich selbst unnötig klein. Konzentrieren Sie sich stärker auf sich selbst, statt den Blick zu sehr auf andere zu richten.

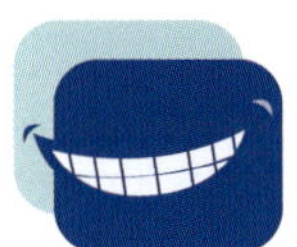

Schritt 4:
Auch wenn es komisch klingt: Lächeln Sie häufiger. Lächeln ist eine Reaktion auf Freude. Zudem kann das Lächeln selbst eine positive Stimmung erzeugen – bei einem selbst und beim Gesprächspartner.

Schritt 5:
Denken Sie mehr an sich. Damit ist kein Egoismus gemeint. Sondern: Werden Sie sich darüber klar, was Sie wollen und seien Sie bereit, in Gesprächen Dinge zu fordern oder zu verteidigen, die Sie für richtig und wichtig halten. Haben Sie den Mut, auch mal Nein zu sagen. Nehmen Sie sich fest vor, sich nicht so oft vertrösten zu lassen.

Schritt 6:
Mit der richtigen Kleidung kann man Eindruck machen. Auf sich und andere. Zugegeben: In Berufskleidung während der Arbeitszeit sind diesem Mittel enge Grenzen gesetzt. Ansonsten gilt: Tragen Sie gute Kleidung in der Sie sich wohlfühlen.

Schritt für Schritt zu mehr Selbstsicherheit.

3.3 Telefongespräch

Sicherlich ist es Ihnen auch schon passiert, dass Sie jemanden telefonisch erreichen möchten, aber

- niemand nimmt das Gespräch an,
- es dauert lange, bis jemand abhebt,
- der Gesprächspartner ist unhöflich,
- man hört Ihnen nicht richtig zu,
- man gibt Ihnen nicht die Gelegenheit zu erklären, worum es Ihnen geht,
- Sie werden mehrmals weiterverbunden.

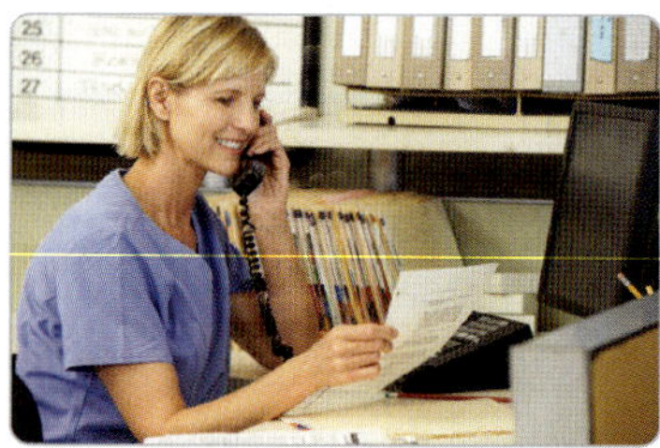

In Einrichtungen der Pflege sollten die genannten Situationen vermieden werden. Bei der Kommunikation am Telefon sind die Möglichkeiten der nonverbalen Kommunikation eingeschränkt. Mimik und Gestik kommen beim Gesprächspartner nicht direkt an. Die übertragene Stimmung liegt somit fast ausschließlich in Ihrer Stimme und den von Ihnen gewählten Worten. Es gilt deshalb einige Regeln für das professionelle Telefonieren zu beachten. Die meisten dieser Tipps gelten auch für private Telefonate.

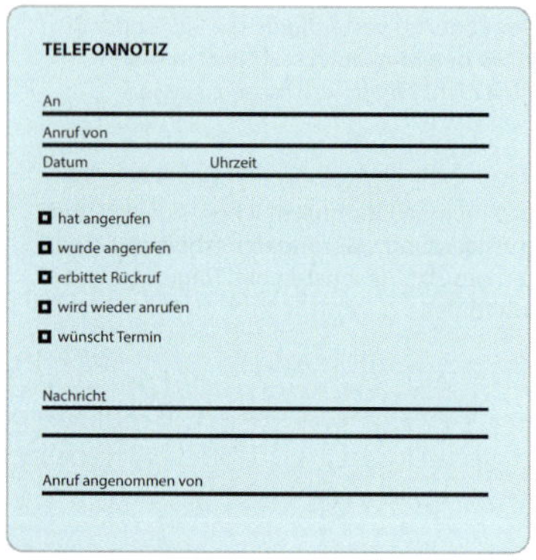

TELEFONNOTIZ

An

Anruf von

Datum Uhrzeit

- ◻ hat angerufen
- ◻ wurde angerufen
- ◻ erbittet Rückruf
- ◻ wird wieder anrufen
- ◻ wünscht Termin

Nachricht

Anruf angenommen von

Eine strukturierte Telefonnotiz gewährleistet die sichere Übermittlung von Informationen.

- Halten Sie Notizblock und Stift am Telefon bereit.
- Vermeiden Sie Hintergrundgeräusche.
- Lassen Sie das Telefon nach Möglichkeit nur kurz klingeln und heben Sie dann ab.
- Informieren Sie sich über die übliche Begrüßungsformulierung in Ihrer Einrichtung, bevor Sie das erste Mal einen Anruf annehmen. Nennen Sie bei externen Anrufen beispielsweise den Namen der Einrichtung, in der Sie arbeiten, nennen Sie Ihren Namen und begrüßen Sie den Anrufer.

„Station Vier, Wilhelms."	„Marien-Krankenhaus Flensburg, Station Vier, Sie sprechen mit Leonie Wilhelms. Guten Tag."

- Sprechen Sie klar und deutlich. Lächeln Sie während des Gesprächs. Dies verleiht Ihrer Stimme einen angenehmen Klang.
- Notieren Sie den Namen des Anrufers. Fragen Sie nach, wenn Sie ihn nicht richtig verstanden haben.
- Sprechen Sie den Anrufer während des Gesprächs mit seinem Namen an.
- Sprechen Sie in einfachen und klaren Sätzen und geben Sie stets genaue Auskünfte.

„Arztbriefe? Gibt´s nicht vor 10."	„Ja, Herr Schwarz, den Arztbrief für Ihre Frau können Sie ab 10 Uhr hier auf Station abholen".

- Verwenden Sie positive Formulierungen.

„Der Chef ist jetzt nicht zu sprechen."	„Kann Herr Dr. Siebert Sie heute Nachmittag gegen 16 Uhr zurückrufen, Herr Schwarz?"

- Sagen Sie dem Anrufenden, dass Sie sich Notizen gemacht haben. Das vermittelt das sichere Gefühl, dass sein Anliegen bearbeitet wird. Fragen Sie nach der Telefonnummer, wenn dieser um Rückruf bittet.
- Verabschieden Sie sich freundlich und wünschen Sie evtl. gute Besserung.

„Alles klar, auf Wiederhören."	„Vielen Dank, Herr Schwarz, dass Sie angerufen haben. Und weiterhin gute Besserung an Ihre Frau. Auf Wiederhören."

- Warten Sie die Abschiedsworte des Gesprächspartners ab, bevor Sie auflegen.
- Auch wenn Sie momentan gestresst oder womöglich von einem Anrufer „genervt" sind: Lassen Sie sich dies durch übertriebene Mimik oder Gestik nicht anmerken. Wer beruflich telefoniert, wird hierbei nämlich oft von anderen, z. B. Patienten, Angehörigen usw. beobachtet.

Um ein eigenes Gespräch vorzubereiten, sollten Sie sich zuvor wichtige Stichworte oder auch Formulierungen notieren, damit Ihnen die passenden Worte einfallen und Sie nichts Wichtiges vergessen.

3.4 Kurzgespräche

Im pflegerischen Alltag ergeben sich immer wieder Gelegenheiten zu kurzen Gesprächen mit zu Pflegenden. Sie betreffen vor allem Situationen während der Durchführung pflegerischer Handlungen sowie das kurze, beiläufige Gespräch, den sog. „Smalltalk".

Handlungsbegleitendes Gespräch

Beim handlungsbegleitenden Gespräch ist die pflegende Person besonders gefordert: Sie muss gleichzeitig **handeln, zuhören und reden**. Je nach Pflegemaßnahme und zu Pflegendem stellt sich die Situation ganz unterschiedlich dar. Typische Anlässe für handlungsbegleitende Gespräche sind:

- bei der Körperpflege,
- beim An- oder Auskleiden, beim Betten richten,
- beim Essen anreichen,
- beim Anlegen von Verbänden,
- beim Messen von Blutdruck oder Blutzucker,
- bei der Medikamentengabe,
- während des Transports zu Untersuchungen.

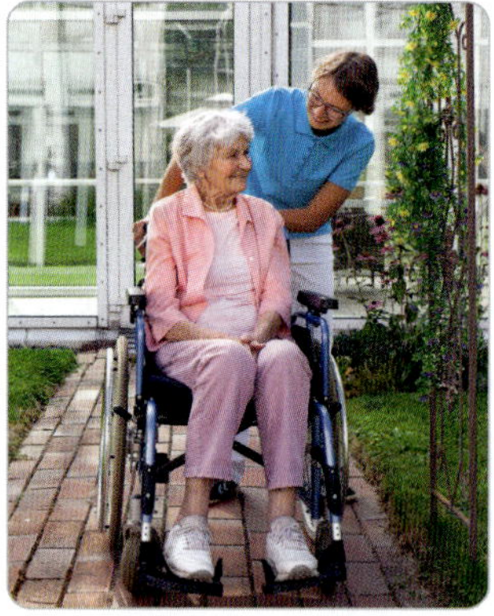

Das handlungsbegleitende Gespräch signalisiert Patienten ungeteilte Aufmerksamkeit.

Aufgrund des verbreiteten Zeitmangels in der Pflege stellen handlungsbegleitende Gespräche eine wichtige Möglichkeit dar, Patienten und Klienten zu signalisieren: „Jetzt habe ich Zeit und bin nur für Sie da."

Dem handlungsbegleitenden Gespräch kommt die Funktion zu, Kontakt aufzunehmen, zu informieren, Handlungen zu erklären, zu loben und zu motivieren, zu einem Gespräch anzuregen und dem Patienten zuzuhören:

„Guten Morgen, Frau Taler. Es ist wieder Zeit für die Blutzuckermessung. Passt es gerade bei Ihnen? [...] Ich desinfiziere jetzt Ihren Finger. Oh, Ihre Hand fühlt sich ganz kalt an. Kein Wunder, bei den frostigen Temperaturen heute. Waren Sie schon draußen? [...] 112 mg/dl. Das ist ein guter Wert. Ihre Blutzuckerwerte haben sich gebessert. Ich glaube, die Änderungen Ihrer Ernährung zeigen Erfolg. Gut, dass Sie da so konsequent sind. Haben Sie noch Fragen oder brauchen Sie noch etwas, Frau Taler? [...]"

Smalltalk – das kleine Gespräch

Smalltalk dient der **Beziehungsarbeit**. Er zeigt dem Gesprächspartner, dass man Interesse und Zeit für ihn aufbringt. Damit kleine Gespräche nicht den gegenteiligen Effekt erzielen und hektisch wirken, sollten Pflegende sich ein paar Minuten Zeit dafür nehmen. Um zwanglos miteinander ins Gespräch zu kommen, eigen sich je nach Gesprächspartner Themen wie Wetter, Garten, (Enkel-)Kinder, Tiere, Hobbys, Kochen, Musik, Sport, Bücher, Filme, Reisen usw. Ungeeignet sind in der Regel Themen wie Politik, Einsamkeit, Kriegserlebnisse usw.

„Frau Taler, wer hat Ihnen denn die Tulpen mitgebracht? [...] Wirklich? Die hat Ihr Sohn aus Ihrem eigenen Garten mitgebracht? Wunderschön! Haben Sie auch Gemüse in Ihrem Garten? [...] Wenn die Eisheiligen vorüber sind, ist ihr Knie sicher wieder schmerzfrei und Sie können im Garten arbeiten, da bin ich zuversichtlich. [...]"

Regelmäßige, kleine Gespräche können die Beziehung zu Menschen verbessern und vertiefen. Sie sind deshalb mehr als „oberflächliches Gerede". Je häufiger kleine Gespräche geführt werden, umso besser lernen sich die Gesprächspartner kennen. Zukünftige Gespräche gelingen dadurch besser, bleiben mühelos in Gang und nehmen an Vertrautheit und Tiefgang zu.

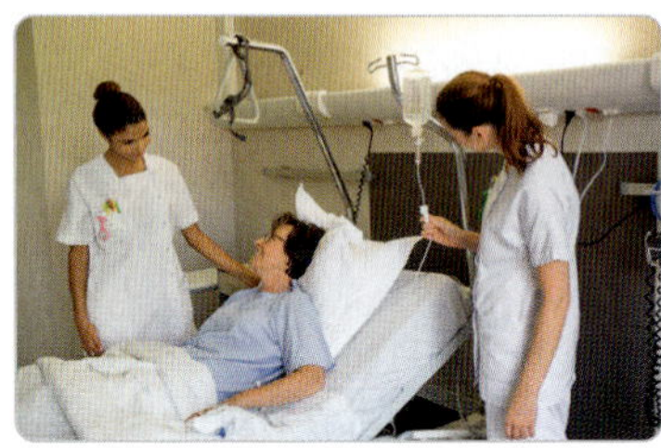

Für den Smalltalk sollte man sich ein paar Minuten Zeit nehmen. Dadurch kann die Beziehung zu Patienten und Klienten vertieft werden.

Menschen führen zu allen nur denkbaren Gelegenheiten kurze Alltagsgespräche miteinander. Egal um welches Thema es dabei geht – die Gespräche haben stets die Funktion, Kontakte zu knüpfen oder zu pflegen.

3.5 Kommunikation mit Angehörigen

In den Gesprächssituationen, die in den folgenden Kapiteln beschrieben werden, können Angehörige der Schlüssel zum Erfolg sein. **Sie sind Experten, wenn es um die Familie und das soziale Umfeld des Patienten geht**.

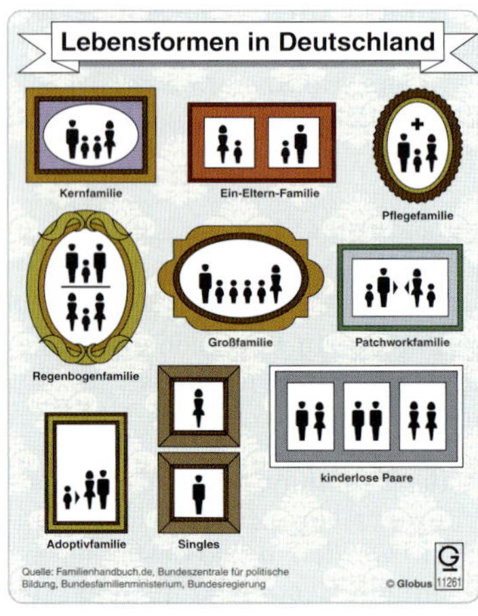

Patienten stammen aus unterschiedlichen Lebensformen und Familienstrukturen.

Als Sohn, Tochter, Partner, Eltern oder sonstiges Familienmitglied waren und sind sie Teil der Lebenswelt des zu Pflegenden. Im Rahmen, z. B. von Aufnahme- oder Biografiegesprächen können Angehörige eine wichtige Informationsquelle sein. Schließlich sind sie es oft, die den zu Pflegenden zuvor schon über längere Zeit gepflegt haben, bevor professionelle Hilfe in Anspruch genommen wurde. Dies zu tun, fällt vielen Patienten und Angehörigen nicht leicht.

Pflegende sollten Angehörige deshalb als Partner wahrnehmen, die ihr Wissen in die Pflege des Menschen einbringen können. Angehörigenorientierung ist eine Haltung, die jede Pflegefachperson einnehmen sollte. Hierbei ist es sinnvoll zu versuchen, sich zunächst selbst in die Situation eines Angehörigen zu versetzen.

Die Beziehung zwischen der zu pflegenden Person und den an der Pflege Beteiligten unterscheidet sich nach den jeweiligen Rahmenbedingungen.

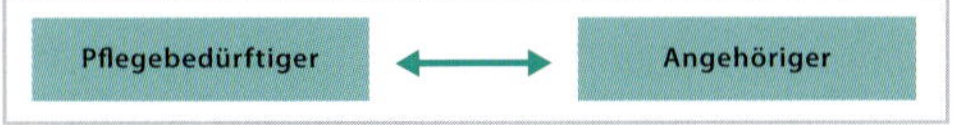

Pflege durch Angehörige im häuslichen Umfeld.

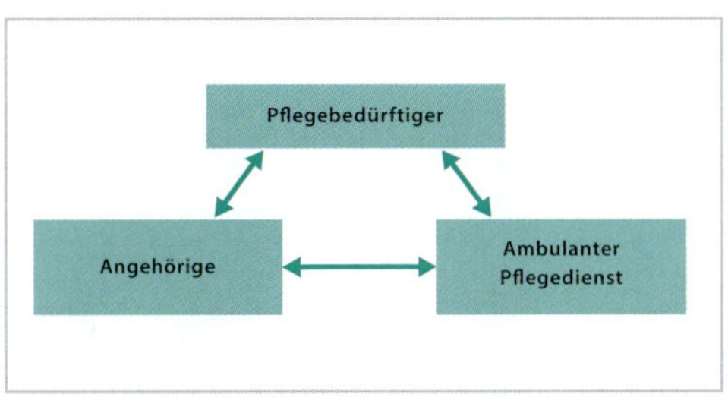

Pflege durch einen Pflegedienst mit Unterstützung durch Angehörige.

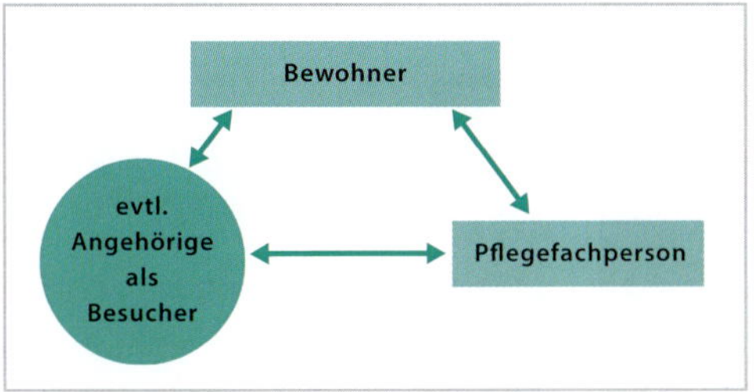

Pflege in einer stationären Einrichtung.

Angehörige sind oft mit Herausforderungen unterschiedlicher Art konfrontiert, z. B.:

- emotionale Belastung durch die Pflege des Kindes, der Eltern, des Partners usw.,
- fachliche Überforderung,
- Mehrfachbelastung, wie Familie, Pflege, Beruf,
- hoher Organisationsaufwand,
- Mangel an Freizeit,
- finanzielle Probleme,
- Zukunftsängste.

Zudem stellen Angehörige keine homogene Gruppe dar. Sie entstammen unterschiedlichen sozialen Milieus, haben verschiedene Erwartungen und Vorstellungen an Pflegende und Angehörige und ihre Kenntnisse über Erkrankungen und Therapiemöglichkeiten unterscheiden sich mitunter sehr.

Pflegefachmänner und -frauen sollten in der ambulanten wie auch in der stationären Pflege nicht nur patientenorientiert, sondern auch angehörigenorientiert pflegen.

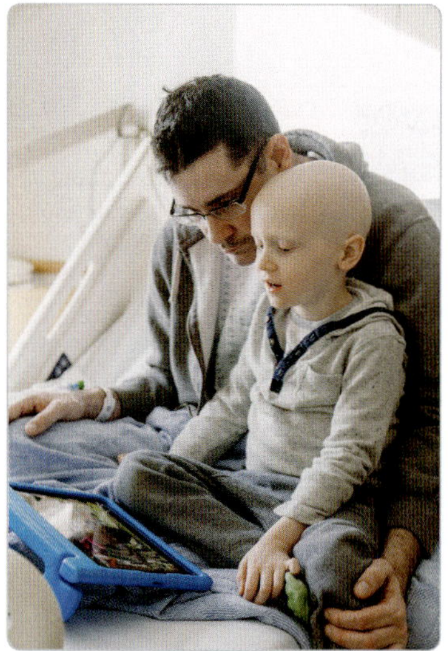

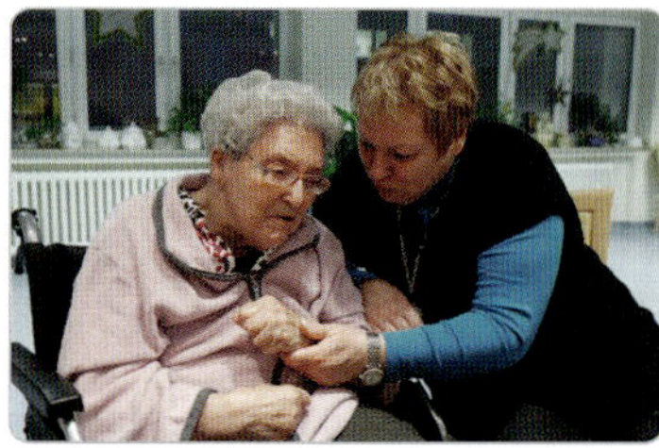

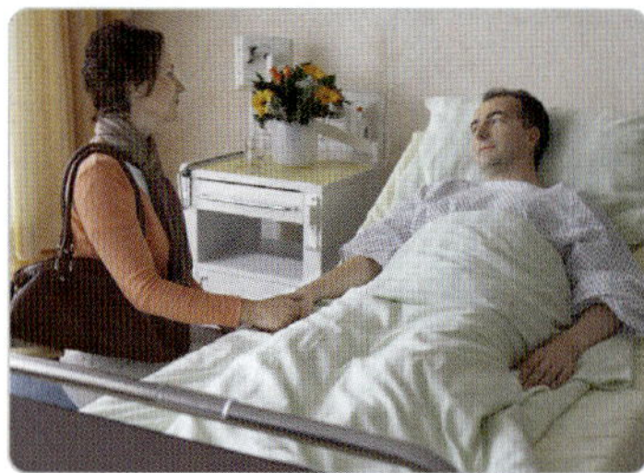

Angehörige nehmen unterschiedliche Rollen in der Begleitung von zu Pflegenden wahr.

Manchmal sind Angehörige verunsichert, weil sie nicht wissen, worüber sie mit ihren Verwandten bei Besuchen sprechen oder was sie mit ihnen unternehmen können. Pflegefachpersonen sollten Angehörige dann ermutigen, den Kontakt zum Verwandten aufrecht zu erhalten, da sie eine große **Ressource für den Patienten und die Pflegefachpersonen** darstellen:

- Patienten bzw. Bewohner erhalten durch Angehörige Anregungen und Impulse.
- Das Pflegepersonal erfährt Unterstützung.
- Viele Angehörige fühlen sich entlastet, wenn sie aktiv werden können.

Aktivitäten und Aufgaben, die Angehörige übernehmen können, sind je nach Alter und Zustand des zu Pflegenden sehr unterschiedlich, wie etwa:

- Anwesenheit signalisieren, z. B. durch Hautkontakt,
- bei der Nahrungsaufnahme unterstützen,
- Gespräche führen,
- Spaziergänge machen,
- Vorlesen oder Gesellschaftsspiele spielen.

Angehörige können Hilfen finden, indem sie folgende Angebote nutzen:

- Beratung durch den zuständigen Pflegestützpunkt, die Pflegekasse und den Pflegedienst,
- Kurse für pflegende Angehörige,
- Kurzzeit- und Verhinderungspflege,
- Selbsthilfegruppen vor Ort oder im Internet.

3.6 Aufnahmegespräch

HALLOOOO!?..
WELCHES BETT IST DENN NUN MEINS? INTERESSIERT SICH VIELLEICHT WER FÜR MEINE UNTERLAGEN? UND WO KANN ICH HIER MAL??
WER FÜHRT DENN HIER DIE AUFNAHME-GESPRÄCHE?
OP
STATION II
T. PAPE

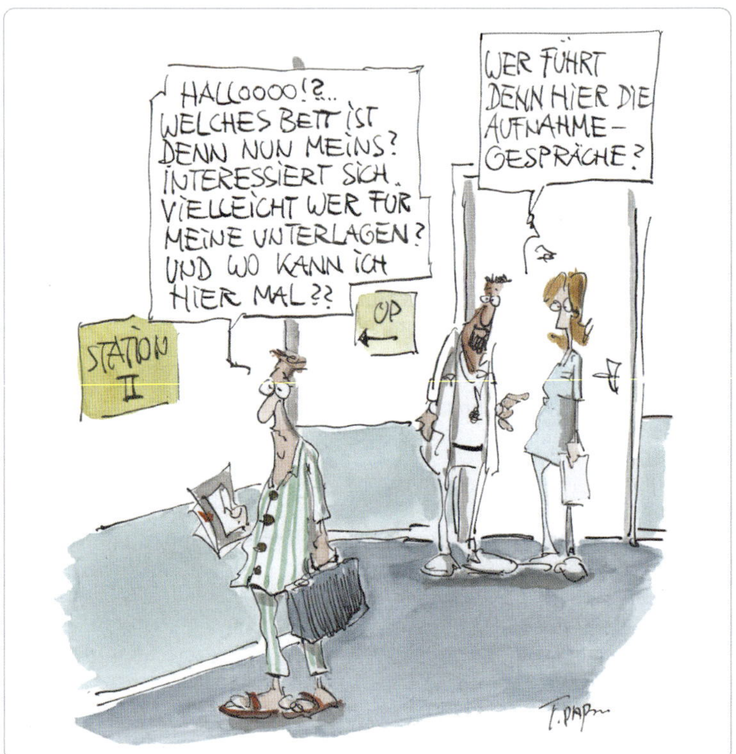

Der Pflegeprozess in vier Schritten

Die Einweisung in ein Krankenhaus wegen einer akuten Erkrankung, der Einzug in eine Pflegeeinrichtung, weil die Pflege daheim nicht mehr möglich war – die Aufnahme in stationäre (Pflege-) Einrichtungen geschieht oft unfreiwillig oder ungeplant und stellt für die Betroffenen und deren Angehörige einen Einschnitt in ihrem Leben dar. Umso wichtiger ist es für neue Patienten und Bewohner, dass die Aufnahmephase strukturiert und zugleich individuell verläuft. In der Praxis findet dazu das Strukturmodell Anwendung, welches auch „SIS" - Strukturierte Informationssammlung heißt. Dabei beschreibt die Informationssammlung nur den ersten von vier Schritten des Pflegeprozesses.

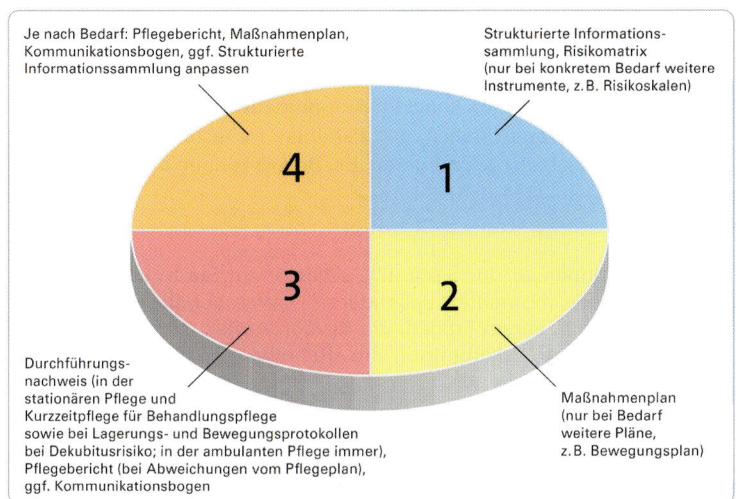

Die Abbildung gibt einen Überblick über den vierschrittigen Pflegeprozess und die Dokumente, die dabei zum Einsatz kommen.

1. Für die Umsetzung des Strukturmodells werden zunächst Informationen über den zu Pflegenden sowie seine Situation und Erwartungen gesammelt. Auf dieser Grundlage kann die Pflegefachperson erkennen, welche Ziele mit der Pflege verfolgt werden sollen.
2. Daraufhin plant die Pflegende im Einvernehmen mit dem Pflegebedürftigen die zu ergreifenden Pflegemaßnahmen.
3. Im Anschluss daran findet die Durchführung und Dokumentation der Maßnahmen wie in Schritt 2 geplant statt. Abweichungen vom Maßnahmenplan werden begründet.
4. Zuletzt bewertet die Pflegefachperson, ob die angestrebten Ziele bzw. die gewünschte Situation erreicht wurde. Diese Überprüfung wird auch Evaluation genannt. Je nach Ergebnis der Evaluation werden in Absprache mit dem Patienten Maßnahmen abgesetzt, fortgeführt oder verändert.

Informationen strukturiert sammeln

Bei der Anwendung der SIS wird Wert auf eine teilweise wörtliche Dokumentation der Aussagen des Pflegebedürftigen gelegt. So soll sichergestellt werden, dass der Maßnahmenplan sich tatsächlich an den Bedürfnissen des zu Pflegenden orientiert. Gegebenenfalls wird das Gespräch mit Angehörigen oder einem Betreuer geführt, wenn der Pflegebedürftige das Gespräch nicht selbst führen kann.

Die Pflegefachperson sollte im Aufnahmegespräch nach Möglichkeit offene Fragen stellen, den Patienten frei erzählen lassen und das Gespräch nicht dominieren. Bei Bedarf können natürlich Rückfragen gestellt werden.

„Was können wir für Sie tun?", „Was bringt Sie zu uns?", „Was bewegt Sie momentan besonders?", „Was benötigen Sie?" So oder ähnlich lauten Fragen, die für den Auftakt eines Gesprächs zur Informationssammlung im Rahmen eines Aufnahmegesprächs geeignet sind.

Neben dem Gespräch können weitere Informationsquellen genutzt werden:

- Dokumente wie Arztbriefe, Pflegeüberleitungsbericht,
- Messwerte, z. B. Temperatur, Gewicht, Blutdruck, Blutzucker, Trinkmenge
- Beobachtungen, z. B. sichtbare Schwellungen, hörbare Darmgeräusche, Wundgeruch.

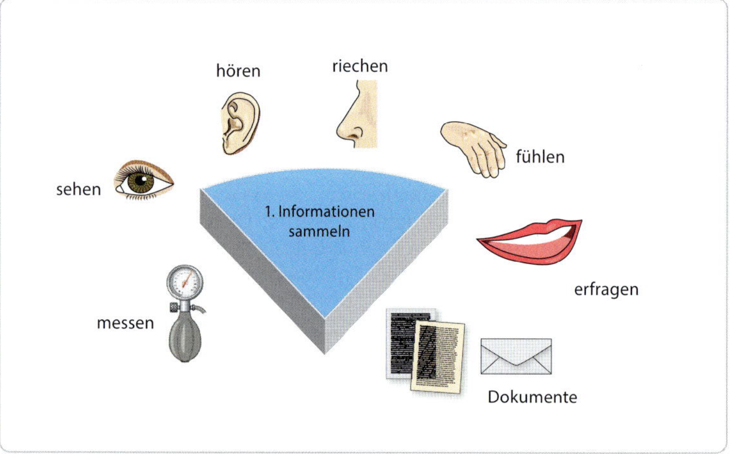

Informationsquellen für das Aufnahmegespräch

Die Anwendung von Assessmentinstrumenten und Skalen ist weit verbreitet. Ihr Einsatz sollte allerdings vor dem Hintergrund zeitlicher Ressourcen und des angestrebten Bürokratieabbaus wohlüberlegt erfolgen.

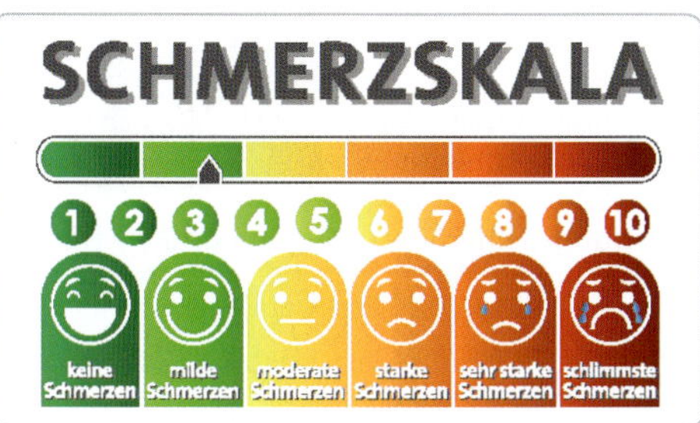

Der Einsatz von Assessmentinstrumenten und Skalen sollte nicht pauschal sondern zielgerichtet nur dort erfolgen, wo ein entsprechendes Risiko oder Problem erkennbar ist.

Aufnahme in ein Krankenhaus

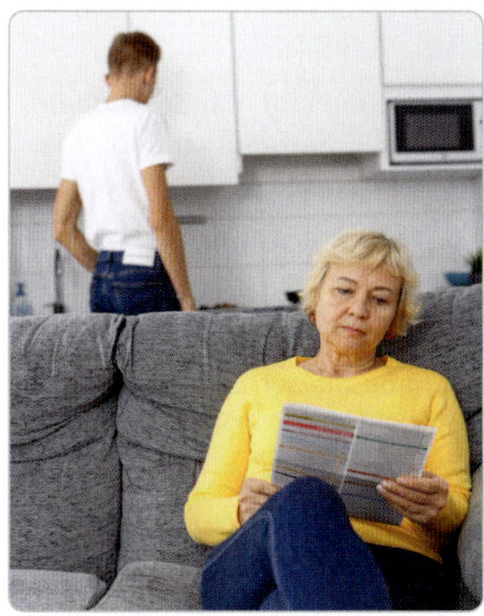

Informationsbroschüren sind wichtig für die Information von Patienten vorab oder bei der Aufnahme in eine Einrichtung.

Für die Aufnahme von zu Pflegenden gelten je nach Aufnahmeart – geplante Aufnahme, Notfallaufnahme – hausinterne Standards und Dokumente. Im Rahmen geplanter Aufnahmen können Patienten sich vorab telefonisch, über die Website der Einrichtung oder über entsprechende Flyer informieren. Patienten sorgen sich, nicht an alles zu denken, was sie für ihren Aufenthalt im Krankenhaus benötigen. Pflegefachpersonen informieren über die Notwendigkeit folgender Unterlagen/Utensilien:

- Administrative Dokumente: Personalausweis, Krankenversicherungskarte, Einweisungsschein, Nachweis über Pflegegrad, Vollmachten.
- Medizinische Dokumente: Röntgenbilder, Laborergebnisse, Impfpass, Herzschrittmacherausweis etc.
- Persönliche Utensilien: Kleidung, Hilfsmittel, Hygieneartikel, Bücher, Smartphone, Kopfhörer etc.

Das Aufnahmegespräch auf der Station

Im Rahmen des Aufnahmegesprächs soll der neue Patient alle von ihm gewünschten **Informationen von der Pflegefachperson** erhalten:

- Stellen Sie sich dem zu Pflegenden und evtl. der Begleitperson mit der in Ihrer Einrichtung üblichen Anredeform vor.
- Geben Sie anschließend dem Patienten die Möglichkeit sich vorzustellen.

In unserem Kulturkreis ist die Begrüßung mit Händeschütteln beim ersten Kontakt üblich. In medizinischen Einrichtungen ist dies jedoch aus hygienischen Gründen teilweise oft untersagt.

- Signalisieren Sie dem Patienten, dass Sie ihn bereits erwarten.

„Guten Tag Frau Schwarz. Ich bin Leonie Wilhelms, Auszubildende hier auf der Station Vier. Ich habe Sie schon erwartet und bringe Sie gleich auf Ihr Zimmer. Möchten Sie vorher vielleicht etwas trinken?“

- Abläufe am Aufnahmetag erklären.
- Patienten auf sein Zimmer bringen.
- Auf dem Weg dorthin können Sie bereits auf verschiedene Räume und Dinge, wie Stationszimmer, Aufenthaltsraum oder Getränkewagen hinweisen.

Orientierung im Zimmer

Wenn Sie neue Patienten auf ihr Zimmer bringen, bitten Sie fremde Besucher aus dem Zimmer. Eventuell ein Schild mit der Aufschrift „Bitte nicht stören“ an die Tür hängen.

Stellen Sie dem zu Pflegenden ggf. seine Mitpatienten vor. Geben Sie anschließend Informationen zu:

- Bett, Nachttisch, Klingel,
- Kleiderschrank, Unterbringung von Wertsachen,
- TV, Telefon, Internet,
- Bad und WC,
- Tagesablauf, Visitenzeiten, Übergaben, Mahlzeiten und deren Auswahl,
- evtl. Beratungs- und Seelsorgeangebote.

Auch die Pflegefachperson benötigt zahlreiche pflegerelevante **Informationen von dem zu Pflegenden**. Füllen Sie dazu die einrichtungsinternen Formulare entsprechend aus (siehe S.106). Bei der Aufnahme von Kindern und Jugendlichen sind die Erziehungsberechtigten zu befragen. Bei der Aufnahme ist grundsätzlich darauf zu achten, dass keine „Verhörsituation" für den Patienten entsteht.

- Allgemeine persönliche Daten: Name, Geburtsdatum, Adresse, Krankenversicherung etc.
- Daten von Kontaktpersonen
- Dokumente wie Vollmachten, Pflegegrad, Impfpass etc.
- Abklärung evtl. bereits bekannter Pflegediagnosen, -probleme und -ressourcen, Medikation, Allergien
- Kostform, Lebensmittelunverträglichkeiten und -vorlieben
- Sonstige Vorlieben und Gewohnheiten

Fassen Sie zum Schluss wichtige Inhalte zusammen und verabschieden Sie sich. Besucher können wieder in das Zimmer gebeten werden und das Schild „Bitte nicht stören" wieder abgenommen werden.

Aufnahme in eine Pflegeeinrichtung

Auf die Aufnahme in ein Pflegeheim haben manche Bewohner bzw. deren Angehörige lange gewartet. Diese Zeit kann sinnvoll genutzt werden, weshalb die betreffenden Personen auf die rechtzeitige Klärung folgender Aspekte hingewiesen werden sollten:

- Information über bevorstehenden Umzug an Angehörige, Freunde, Ärzte, Therapeuten, Bank, Krankenkasse, Versicherungen.
- Wohnungsauflösung: Kündigung/Verkauf von Haus oder Wohnung, Kündigung von Verträgen mit Versorgungsunternehmen, Änderung oder Kündigung von Versicherungsverträgen, Daueraufträgen, Rundfunkbeitrag und weitere.
- Klärung der Kostenübernahme für die Pflegeeinrichtung: gesetzliche/ private Krankenkasse und Pflegeversicherung, Sozialhilfeträger sowie Rentenversicherungsträger.

- Einzug ins Heim: evtl. Organisation eines Umzugunternehmens, Auswahl/Mitnahme von Möbeln, Auswahl und Kennzeichnung geeigneter Kleidung.
- Administrative und medizinische Dokumente: Personalausweis, Krankenversicherungskarte, Versicherungsverträge, Rentenbescheid, Nachweis über Pflegegrad, Vollmachten, evtl. Betreuerausweis, Arztbriefe und Befundberichte, Allergie-, Impf- und Röntgenpass, Herzschrittmacherausweis und weitere.

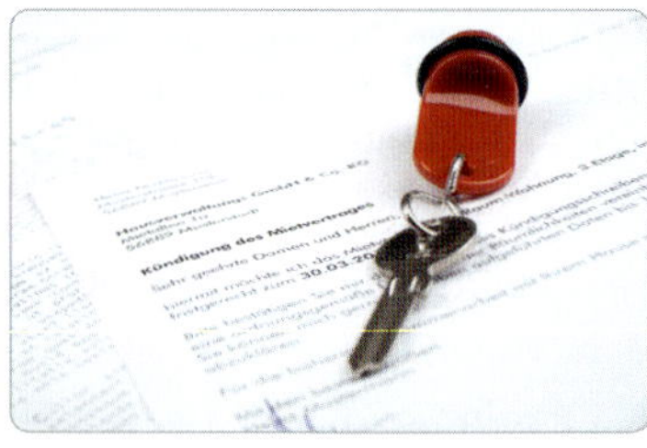

Mit der Auflösung des bisherigen Wohnsitzes und dem Umzug in eine Pflegeeinrichtung sind zahlreiche organisatorische Abläufe verbunden.

Während der Aufnahme

Die Aufnahme von Bewohnern geschieht in der Regel auf der Grundlage hausinterner Standards und Formulare. Eine Pflegefachperson sollte am Aufnahmetag ausreichend Zeit für Organisatorisches und Gespräche mit dem neuen Bewohner haben. Das Erstgespräch mit dem Bewohner kann mit oder ohne Angehörige geführt werden. Es dient dem Austausch von Informationen, der Klärung von Fragen des Bewohners sowie dem Aufbau einer vertrauensvollen Beziehung. Folgende Aspekte sind zu berücksichtigen:

- Beschreibung des weiteren Ablaufs des Aufnahmetages,
- Einblicknahme in bzw. Übergabe der administrativen und medizinischen Dokumente,
- Klärung des aktuellen Unterstützungsbedarfs,
- Terminabsprache für Biografie-, Anamnese- und Pflegeplanungsgespräch,
- Frage nach Wünschen, Erwartungen und Ängsten von Bewohner oder Angehörigen,
- Klärung offener Fragen.

 Wenden Sie bei der Durchführung von Aufnahmegesprächen geeignete Fragetechniken an (siehe S. 39).

Orientierung im Zimmer

Stellen Sie neuen Bewohnern ggf. ihre Mitbewohner im Zimmer vor. Geben Sie anschließend Informationen zu:

- Bedienung von Bett, Nachttisch, Klingel, Möblierung,
- TV, Telefon, Internet,
- Bad und WC,
- Tagesablauf, Beschäftigungsangebote, Mahlzeiten und deren Auswahl,
- Verabschiedung vom Bewohner.

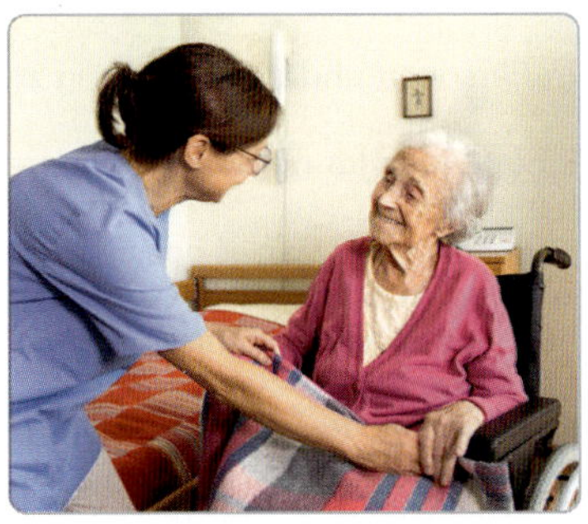

Eine Pflegefachperson hilft bei der Orientierung in der neuen Umgebung.

Orientierung in der Pflegeeinrichtung

Stellen Sie sicher, dass der neue Bewohner ausreichend Zeit hat, sich in seinem neuen Zimmer zurechtzufinden und einzurichten. Erst danach zeigen Sie ihm den Wohnbereich und die übrigen Räumlichkeiten der Einrichtung. Ob, wann und in welchem Umfang ein Rundgang durch das Haus erfolgen kann, ist abhängig von den physischen und kognitiven Fähigkeiten des Bewohners.

Planen Sie mit dem neuen Bewohner in den nächsten Tagen Termine für die Vorstellung von Heimleitung, Pflegedienstleitung, Wohnbereichsleitung, Heimbeirat, Sozialdienst, Beratungs- und Seelsorgeangebote etc.

Achten Sie darauf, neue Bewohner anfangs nicht mit zu vielen Terminen und Informationen zu überfordern.

3.7 Biografiegespräch

Die Biografie ist die Lebensbeschreibung eines Menschen. Sie zu kennen, erleichtert es, sein Denken, Handeln und Verhalten zu verstehen. Insbesondere in der Kurz- und Langzeitpflege alter Menschen kann die Biografie genutzt werden, um die Pflege zielgerichtet und individuell zu planen. Eine umfassende Biografie gliedert das Leben eines Menschen in Lebensphasen und Lebensbereiche.

Lebensphasen

- **Kindheit**: Geschwister, Eltern, weitere Personen und die Beziehung zu ihnen, Einschulung
- **Jugend**: Schulbesuche, Lieblingsfächer, Ausbildung/Studium, erste Liebe
- **Erwachsenenalter**: Beruf (War es der Wunschberuf? Gab es positive und negative Erfahrungen?), Heirat, Partner/in und Kinder und die Beziehung zu ihnen, bedeutende, positive und negative Lebensereignisse, worauf ist man stolz?
- **Ruhestand**: Fähigkeiten, Hobbys, gesundheitliche Einschränkungen, Gegenstände, die heute noch ein Gefühl von „Zuhause sein“ hervorrufen, was macht Freude oder Angst?

Lebensbereiche

- **Bildung**: Allgemeinbildung, Ausbildungen, Prüfungen und Abschlüsse
- **Arbeit**: ausgeübte berufliche Tätigkeiten - im Haushalt oder außer Haus, Kindererziehung, persönlicher Stellenwert der beruflichen Tätigkeit
- **Freizeit**: Einzelgänger oder geselliger Typ? Freizeitgestaltung und Hobbys früher und heute, z. B. Garten, Tiere, Sport, Musik, Tanz, Ehrenamt, Engagement im Vereinsleben
- **Wohnen**: gelebte Wohnformen

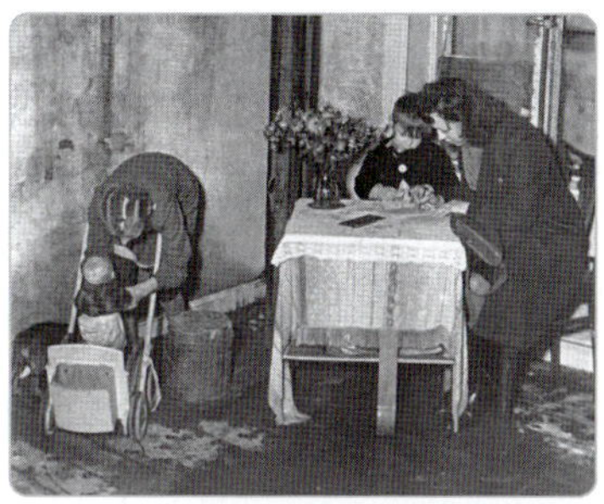

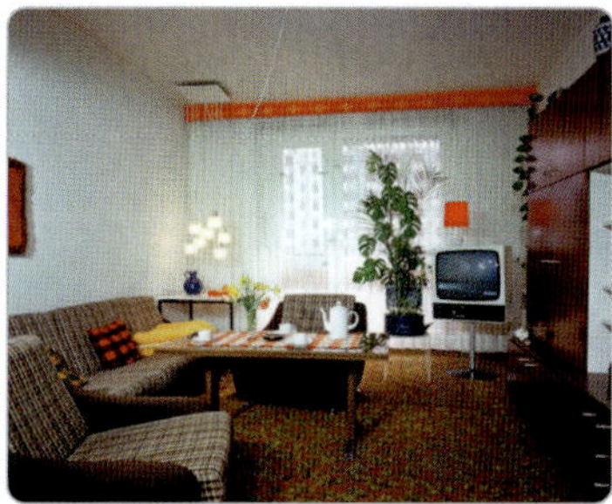

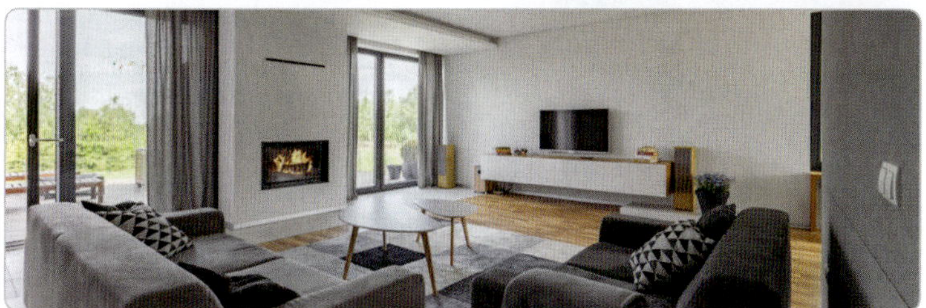

Wohnen im Wandel der Zeit.

Darüber hinaus sollten Informationen zu individuellen **Ritualen und Gewohnheiten**, z. B. Essens- und Zubettgeh-Zeiten, Mahl-Zeiten sowie Einstellungen zu persönlichen **Normen und Werten**, Moral- und Wertvorstellungen, Traditionen, Religionsausübung thematisiert werden.

Zur **Erfassung biografischer Informationen** können verschiedene Wege genutzt werden:

- **Fragebögen**: Können von kognitiv nicht eingeschränkte Personen ausgefüllt werden. Mit ihnen können zahlreiche Daten und Fakten strukturiert in Erfahrung gebracht werden. Für bewertende Informationen und Einschätzungen eignet sich im Anschluss das persönliche Gespräche.
- **Angehörige**: Bei kognitiv eingeschränkten Personen werden deren Angehörige befragt. Dabei muss bedacht werden, dass weder Eltern noch Kinder von Patienten alles über ihre Kinder bzw. Eltern wissen. Die „Datengrundlage" ist in diesen Fällen deshalb unsicher und sollte wenn möglich durch alternative Quellen geprüft werden.
- **Gespräche**: Ein Leben ist lang. Man kann es nicht mittels eines einzigen Gesprächs „zu Papier bringen". Manchmal dauert es lange, bis Menschen sich anderen öffnen. Neben dem Biografiegespräch sollten deshalb später weitere Gelegenheiten für Gespräche genutzt werden, wie etwa beim Essen, bei der Körperpflege usw., um tiefere Einblicke in

das Leben und Wesen eines Menschen zu erhalten. In einem Biografiegespräch sollten die beschriebenen Themen nicht im „Checklisten-Modus“ abgefragt und abgehakt werden. Besser ist es, wenn es gelingt, die Themenbereiche in einem wechselseitigen Gespräch anzusprechen.

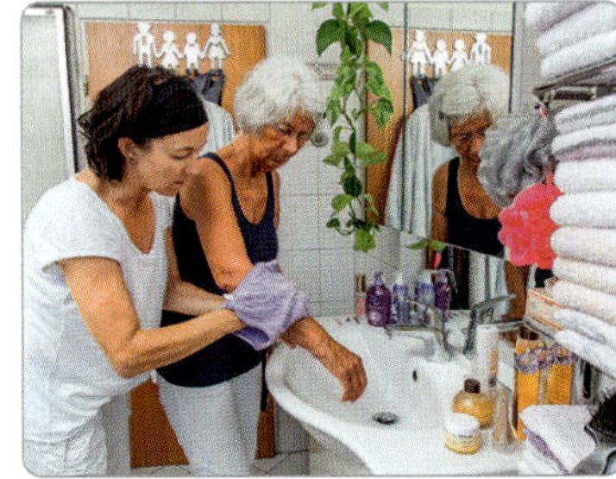

Biografische Informationen können auch außerhalb eines Biografiegesprächs im Pflegealltag erhoben werden.

In Aufnahme- und Biografiegesprächen mit Menschen nichtdeutscher Herkunft führt eine mangelnde Kenntnis der deutschen Sprache manchmal zu Beeinträchtigungen der Kommunikation. Angehörige, z. B. Kinder oder Verwandte von Patienten als Übersetzer in Anspruch zu nehmen, ist nicht immer die beste Lösung. Zum einen bleibt unklar, ob sie alles – z. B. auch die medizinische Fachsprache - richtig verstanden und übersetzt haben. Zum anderen lassen sie möglicherweise für den Patienten belastende Details aus, um ihn vermeintlich zu schützen. Eine mögliche Alternative besteht darin, Unterstützung durch medizinisch geschulte Dolmetscher oder Sprachmittler in Anspruch zu nehmen. Auch Hilfsmittel zur Kommunikation wie Bildkarten können hierbei zur Anwendung kommen (siehe S. 163ff).

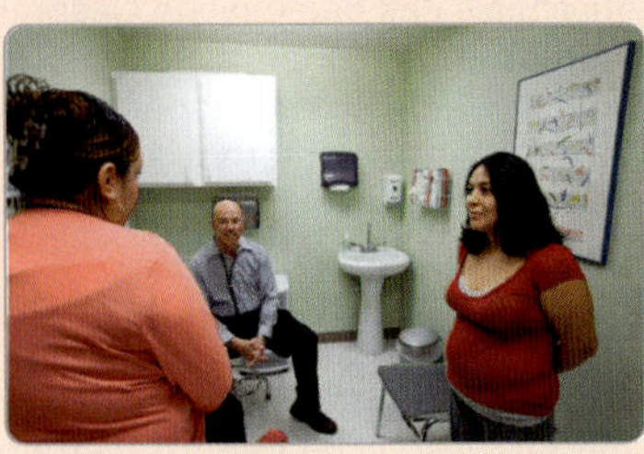

Medizinisch geschulte Dolmetscher sorgen für die sichere Übermittlung komplexer Sachverhalte.

3.8 Informationsgespräch

Pflegebedürftige befinden sich vielfach in einer für sie ungewohnten Situation und Umgebung. Zum einen sind sie unerwartet auf Hilfe angewiesen, zum anderen halten sie sich in einer zunächst fremden Umgebung auf. In dieser Situation sind gezielte Informationsangebote wichtig, um Verunsicherung zu vermeiden. Informationen können sich beziehen auf:
- die Vorstellung einer Pflegeeinrichtung/eines Krankenhauses,
- den Tagesablauf in einer Einrichtung/auf Station,
- Krankheitsbilder,
- diagnostische und therapeutische Maßnahmen,
- Angehörigen-Informationen.

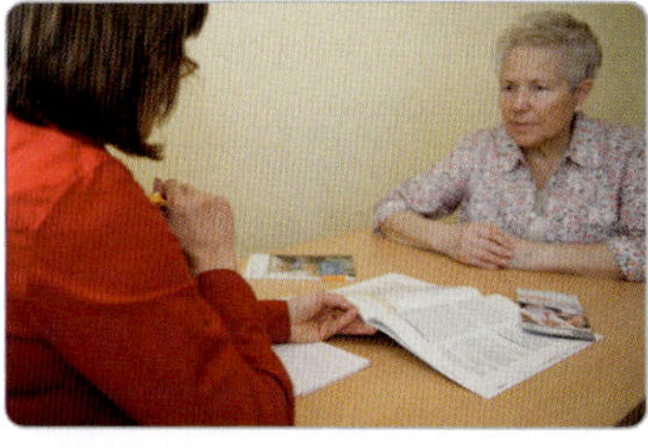

Informationsgespräch in einer Tagespflege-Einrichtung.

Viele medizinische und pflegerische Einrichtungen halten für Ihre Patienten Informationsbroschüren bereit. Diese sind als Erstinformation wichtig. Gleichwohl können sie das persönliche Informationsgespräch nicht ersetzen. Das persönliche Gespräch beispielsweise über Krankheitsbilder und deren Folgen hilft zu Pflegenden und ihren Angehörigen, die Situation zu verstehen und bevorstehende Änderungen, z. B. des Tagesablaufs oder der Ernährung, zu akzeptieren. Eine Ehefrau, die über mögliche Verläufe der Demenzerkrankung ihres Mannes informiert ist, kann z. B. mit dem Auftreten bestimmter Symptome besser umgehen als eine Angehörige, der hierüber vom Personal im Unklaren gelassen wurde.

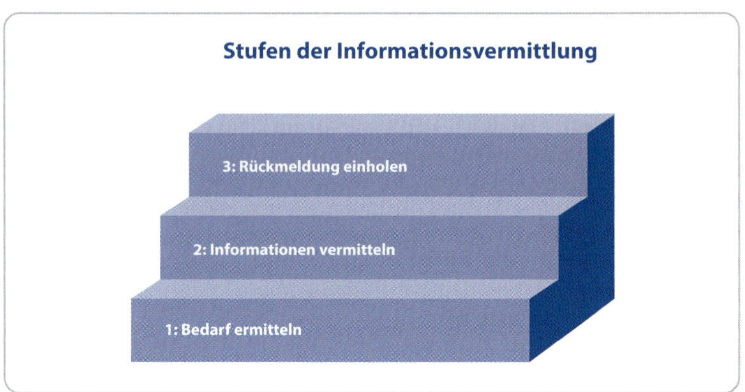

Ein Informationsgespräch lässt sich in drei Abschnitte einteilen.

Stufe 1: Bedarf ermitteln

Folgende Fragen sind im Vorfeld oder zu Beginn des Gesprächs zu klären: Wer nimmt am Gespräch teil? Der Pflegebedürftige, evtl. mit Angehörigen oder nur Angehörige? Welche Informationen sind bereits bekannt bzw. vorhanden, welcher Informationsbedarf besteht?

Stufe 2: Informationen vermitteln

Teilen Sie dem Patienten mit, wieviel Zeit für das Gespräch eingeplant ist. Komplexe Sachverhalte werden am besten mit Beispielen oder visuellen Medien illustriert. Vermeiden oder erklären Sie Fachbegriffe. Deutliches Sprechen in kurzen Sätzen erleichtert vielen Patienten das Verständnis ebenso wie kurze Gesprächspausen, um die Informationen zu verarbeiten. Durch das Einteilen der Informationen in kleine „Häppchen", das Wiederholen wichtiger Informationen sowie durch Nachfragen kann man sicherstellen, dass alles verstanden wurde. Händigen Sie ggf. schriftliche Informationen zum Nachlesen aus.

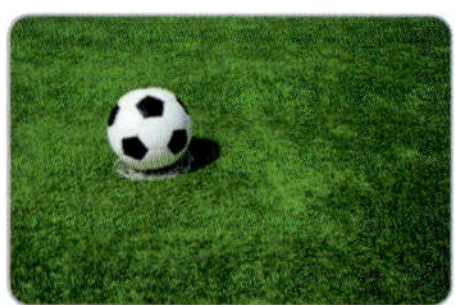

Egal ob mündlich oder schriftlich: Informationen müssen auf den Punkt gebracht werden, damit sie ihr Ziel erreichen.

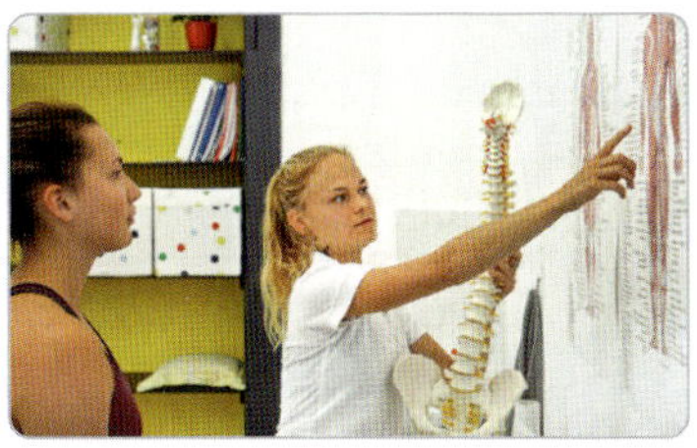

Wenn fachliche Informationen vermittelt werden, sollten diese angemessen „portioniert" werden. Wichtig: Rückfragen ermöglichen.

Patienteninformationen zu zahlreichen Themen der Gesundheit, Diagnostik, Therapie und Prävention sind in leichter Sprache und in verschiedenen Sprachen z. B. unter www.kbv.de/839126 zum Download, Ausdruck und Weitergabe an Patienten abrufbar.

Stufe 3: Rückmeldung einholen

Ermutigen Sie den Patienten, Rückfragen zu stellen und erklären Sie nächste Schritte. Zu einem späteren, gemeinsam verabredeten Zeitpunkt fragen Sie nochmals nach, ob die Informationen ausreichend und verständlich waren oder ob weitere Informationen gewünscht werden.

Teach back! Wenn Sie unsicher sind, ob der Patient Ihre Informationen korrekt aufgenommen hat: Bitten Sie ihn darum, die wichtigsten Inhalte des Gesprächs mit eigenen Worten wiederzugeben. So können Sie Informationslücken erkennen und gleichzeitig Ihre eigenen Kommunikationsfähigkeiten prüfen und falls nötig an den Patienten anpassen.

3.9 Beratungsgespräch

SIE WIRKEN EIN WENIG SO, ALS WÄREN SIE MIT DER GESAMTSITUATION NICHT GANZ ZUFRIEDEN! ... WOLLEN WIR VIELLEICHT MAL GELEGENTLICH EIN BERATUNGSGESPRÄCH TERMINIEREN?

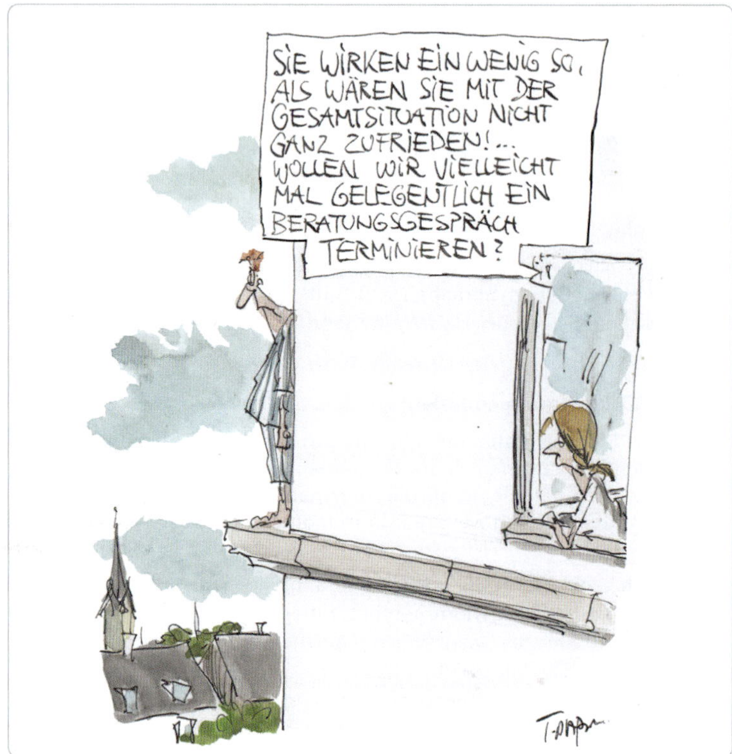

Kranke und pflegebedürftige Menschen sind oft auf der Suche nach Möglichkeiten zur Verbesserung ihrer Lebenssituation bzw. -qualität. Beratungsgespräche in medizinischen und pflegerischen Einrichtungen beziehen sich deshalb vielfach auf Fragen

- der Gestaltung des Wohnumfeldes,
- der Versorgung durch Pflegedienste,
- der Versorgung mit Hilfsmitteln und
- der Durchführung der Körperpflege.

Bei Bedarf sollten Spezialisten, z. B. Ernährungsberater, Stomatherapeuten etc. hinzugezogen werden. Ziel eines Beratungsgesprächs ist es, zunächst bestehende Probleme zu erkennen und danach individuelle Lösungen oder Lösungsansätze aufzuzeigen. Für regelmäßig wiederkehrende Beratungssituationen, z. B. die Entlassung eines pflegebedürftigen Patienten aus dem Krankenhaus, sind vorgegebene Leitfäden hilfreich, die den Gesprächsablauf vorzeichnen. In den übrigen Situationen ist die folgende strukturierte Vorgehensweise sinnvoll:

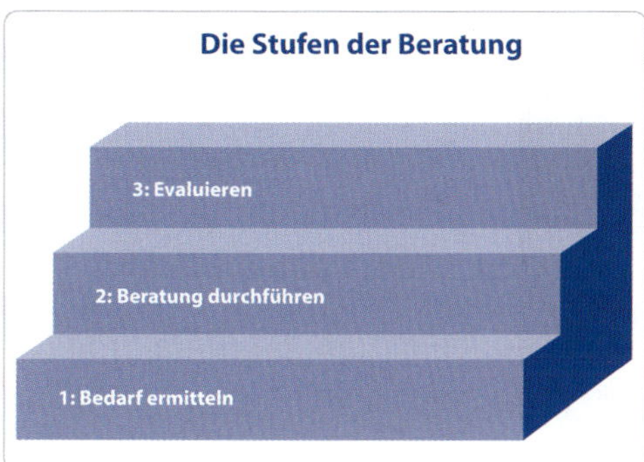

Stufe 1: Bedarf ermitteln

Mithilfe der Gesprächstechnik des aktiven Zuhörens (siehe S. 35) lassen sich die individuell vorhandenen **Ressourcen und Probleme ermitteln**. Wenn man sich als beratende Person einen Überblick über die Gesamtsituation verschafft hat, ist anschließend die Frage zu klären: **Was soll sich ändern?**

 „Können Sie mir sagen, in welchen konkreten Situationen Sie sich in Ihrer Wohnung unsicher fühlen, Frau Schwarz?"

Stufe 2: Beratung durchführen

Informationen werden vermittelt, Alternativen aufgezeigt und deren Für und Wider angesprochen. Gemeinsam mit dem Gesprächspartner werden Lösungswege erarbeitet. Individuelle Wünsche können eventuell Berücksichtigung finden, auch wenn diese aus medizinisch-pflegerischer Sicht manchmal nicht optimal erscheinen. Anschließend wird ein **konkreter Ablaufplan** erstellt. Er gibt Antworten auf die Fragen:

- **Was** wird gemacht?
- **Wer** macht das?
- (Bis) **wann** wird es gemacht?
- Welche weitere Unterstützung wird benötigt?

- „Ich kann mir vorstellen, dass ein Hausnotrufgerät in Ihrer Situation das Richtige für Sie ist. Wie denken Sie darüber?"
- „Möchten Sie sich mit Ihrer Tochter selbst um das Gerät kümmern? Oder sollen wir das für Sie organisieren?"

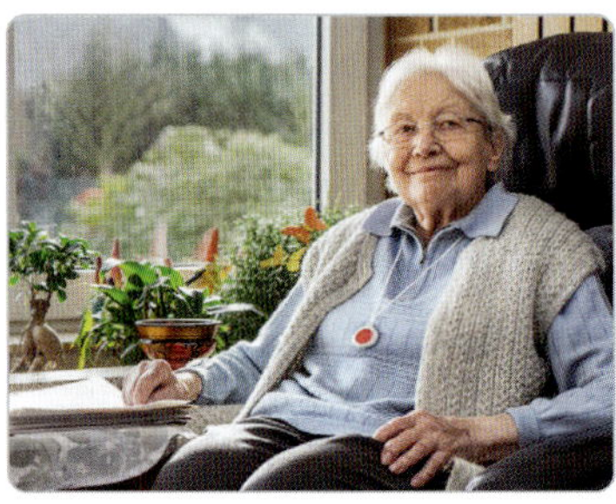

Nach einer Beratung zur Wohnumfeld-Gestaltung kann die Anschaffung eines Hausnotrufgerätes als sinnvolle Lösungsmaßnahme umgesetzt werden.

Stufe 3: Evaluation

Die Evaluation dient der **Sicherung des Erfolgs** der Beratung. Zu einem späteren, gemeinsam verabredeten Zeitpunkt fragt der Beratende nochmals nach, ob der Ablaufplan umgesetzt werden konnte und ob bzw. welche Probleme es gab. Der Gesprächspartner kann seinerseits Unklarheiten ansprechen. Bei Bedarf wird ein weiterer Beratungstermin vereinbart.

„Frau Schwarz, wie sieht es aus mit Ihrem Hausnotrufgerät? Ist es mittlerweile angeschlossen?"
„Falls Sie mal ein Problem mit der Bedienung haben, können Sie sich gern an uns wenden. Wir kennen uns mit dem Gerät gut aus."

3.10 Anleitungsgespräch

Viele Menschen müssen – bedingt durch eine akute oder chronische Erkrankung oder durch eine Behinderung – Einschränkungen in ihrer Selbstständigkeit hinnehmen. Um aber dennoch ein möglichst selbstbestimmtes Leben führen zu können, kann man ihre **Kompetenz im Umgang mit einer Einschränkung fördern**. Zum Beispiel, indem sie angeleitet werden, ein elektrisches Blutdruckmessgerät zu bedienen, ihren Blutzuckerwert mit einem Messgerät zu ermitteln, eine Diät einzuhalten oder um sicher mit dem Rollator unterwegs zu sein. Die Bedürfnisse sind verschieden. Anleitungsszenarien sind deshalb individuell auf den Anzuleitenden abzustimmen, damit dieser im Anschluss die neue Herausforderung selbstständig meistern kann. Die Anleitung ist ein Prozess, der sich in fünf Stufen unterteilen lässt.

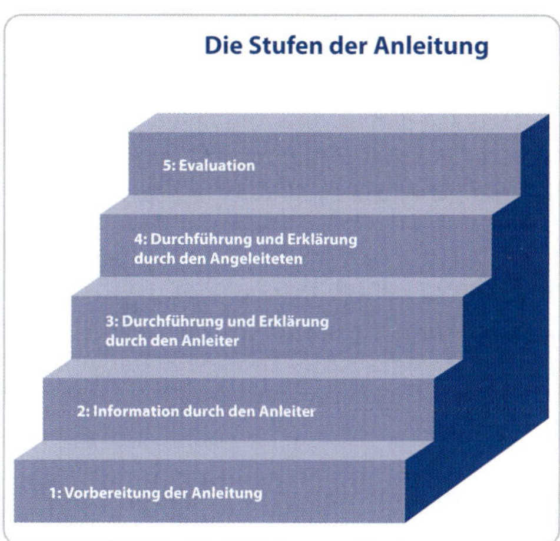

Die hier dargestellte 5-stufige Methode zur Anleitung von zu Pflegenden oder Angehörigen kann analog angewendet werden im Rahmen der Anleitung von Auszubildenden oder Praktikanten in Gesundheits- und Pflegeberufen.

Stufe 1: Vorbereitung der Anleitung

Zur Vorbereitung einer Anleitung ist es wichtig, folgende Fragen im Gespräch mit dem Anzuleitenden oder seinen Angehörigen zu klären:

- Welche Handlung soll angeleitet werden?
- Wer soll angeleitet werden?
- Welche Motive/Motivation/Erwartungen hat der Anzuleitende bezüglich der Anleitung?
- Sind bereits Vorkenntnisse vorhanden?
- Wie sind die (Lebens-) Bedingungen im Umfeld des Anzuleitenden?
- Wann und wo soll die Anleitung stattfinden?
- Welche Methoden bzw. Medien können angewendet werden? Liegt geeignetes Informationsmaterial vor?

Stufe 2: Information durch den Anleiter

Dem Anzuleitenden muss nun vermittelt werden, **was** er **wie** und **warum** tun soll. Auf diese Weise soll er das **Ziel der Handlung verstehen**. Es handelt sich um die theoretische Einführung in die Handlung.

Wenn der Ratsuchende es wünscht, können Angehörige in das Anleitungsgespräch mit einbezogen werden. Die Anwesenheit der Eltern ist bei der Anleitung von Kindern je nach Alter und Komplexität der Handlung obligatorisch (siehe S. 85 ff.).

Stufe 3: Durchführung und Erklärung durch den Anleiter

Der Anleiter führt die Handlung Schritt für Schritt vor. Dabei erklärt und begründet er die jeweiligen Handlungsschritte detailliert. Der Anzuleitende sieht und hört genau zu. Im Anschluss kann der Angeleitete bei Bedarf Fragen stellen.

Stufe 4: Durchführung und Erklärung durch den Angeleiteten

Nun führt der Anzuleitende die Handlung selbst durch. Auch er erklärt und begründet dabei, was er tut. Dadurch wird deutlich, ob er den Vorgang richtig verstanden hat. Der Anleiter beobachtet die Durchführung. Er gibt positive Rückmeldung und weist ggf. auf Fehler hin. Um die Sicherheit im Handling zu erhöhen, führt der Anzuleitende die Tätigkeit nun mehrfach selbstständig durch. Der Anleiter kann weiterhin überprüfen, bewerten, korrigieren und loben.

Stufe 5: Evaluation

Die Evaluation dient der Sicherung des Lernerfolgs. Zu einem späteren, gemeinsam verabredeten Zeitpunkt prüft der Anleitende nochmals, ob die Handlung weiterhin richtig umgesetzt wird oder ob es Probleme gibt. Der Angeleitete kann seinerseits Unklarheiten ansprechen. Bei Bedarf können einzelne Stufen der Anleitung wiederholt werden.

Die hier beschriebenen geplanten Informations-, Beratungs- und Anleitungsgespräche (siehe S. 77 - 84) werden – bedingt u. a. durch kurze Verweildauer im Klinikalltag – zunehmend in ad hoc Situationen geführt, also immer dann, wenn sich gerade eine passende Gelegenheit ergibt oder wenn Probleme vom aufmerksamen Personal im Alltag erkannt und unmittelbar zwecks „Spontanberatung" aufgegriffen werden. Der Patient ist in dieser Situation meist besonders zugänglich für ein Gespräch, da es ohne Aufwand in seinen Alltag integriert stattfindet.

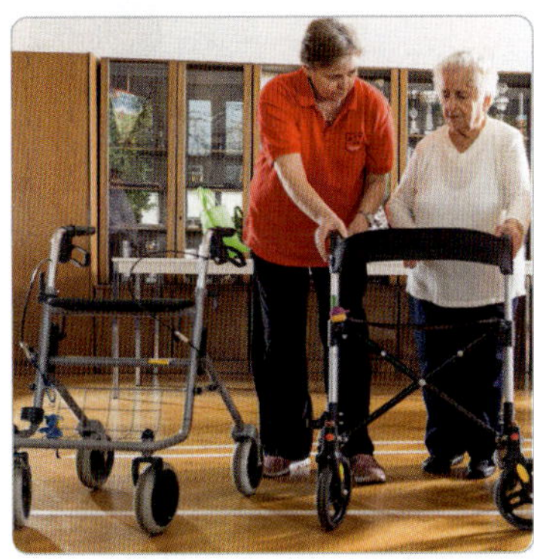

Anleitung zum sicheren Umgang mit einem Rollator.

3.11 Kommunikation mit Säuglingen und Kindern

Um auf einen Säugling angemessen eingehen zu können, ist es wichtig, seine Signale richtig zu deuten. Schreien, sich abwenden, die Hand vor das Gesicht legen – meist sind die Eltern des Kindes die wahren „Kommunikations-Experten". Sie kennen und deuten die Signale ihres Kindes am besten. Am Anfang stellen Berührungen und Augenkontakt wichtige Bausteine der Säuglings-Kommunikation dar. Säuglinge haben ein Bedürfnis nach körperlicher Nähe zu ihren engsten Bezugspersonen. An die neue Umgebung außerhalb des Mutterleibs müssen sie sich erst gewöhnen.

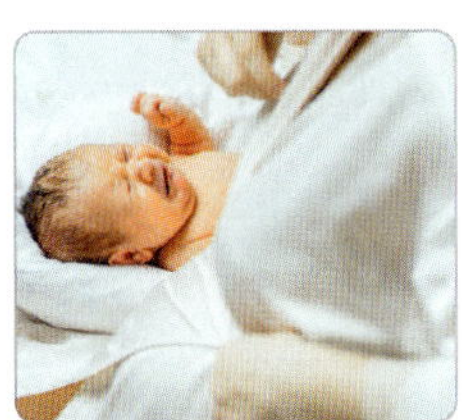

Ein Säugling kann seine Bedürfnisse noch nicht in Worte fassen. Meist signalisiert er seine Unzufriedenheit durch Unruhe und Schreien.

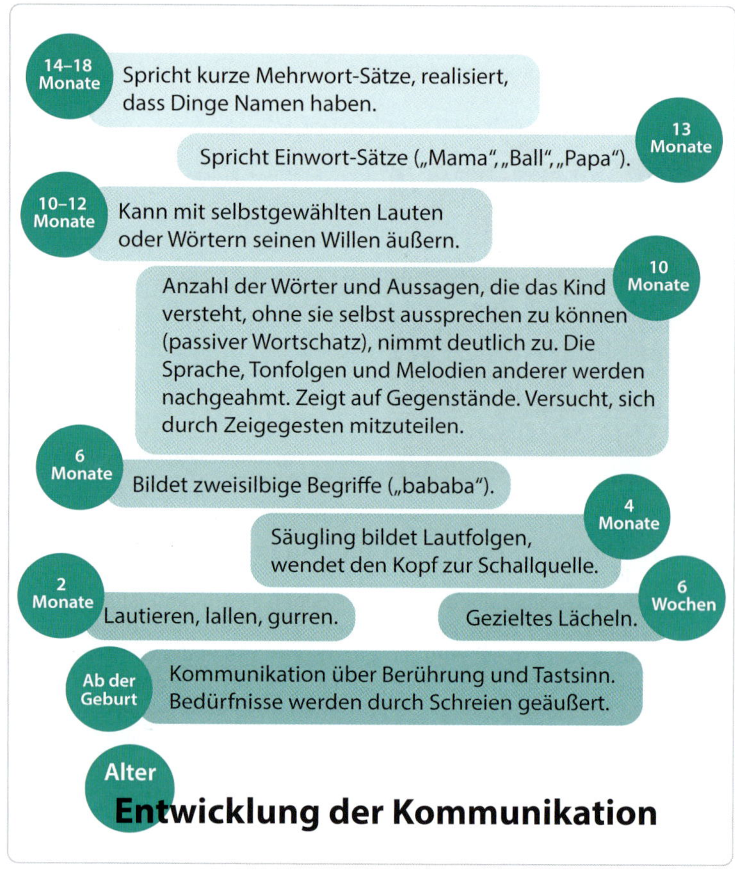

Entwicklung der Kommunikation im Säuglingsalter. Die Altersangaben sind Durchschnittswerte.

Signale des Säuglings verstehen

Hunger/Durst

- Häufigste Schreiursache.
- Leichtes Quengeln steigert sich in Intensität und Lautstärke zum lauten Schreien.
- Der Säugling schmatzt und saugt an Fingern oder Faust.

Schmerzen

- Sehr lautes und durchdringendes Schreien.
- Andauerndes Schreien mit nur kurzen Atempausen.
- Unruhe, gerötetes Gesicht, warme, schweißige Haut, hohe Körperanspannung, geballte Fäuste.
- Häufige Schmerzursachen: wunder Po, zu fester Stuhlgang, Blähungen.
- Bei wiederkehrenden Schreiattacken wegen Schmerzen den Kinderarzt informieren.

Müdigkeit

- Quengeln, Gähnen, Reiben der Augen, nachlassende Körperspannung.
- Säuglinge weinen auch, wenn sie „überdreht" sind.
- Sie brauchen häufigere und kürzere Schlafphasen als ältere Kinder, auch tagsüber.
- Um den Tag-Nacht-Rhythmus nicht zu unterbrechen: Schlafplatz tagsüber nicht verdunkeln.
- Normale Geräusche in der Klinik und Gespräche stören schlafende Säuglinge meist nicht.

Langeweile

- Ca. ab der 4. Woche quengelt oder schreit der Säugling, wenn er mehr Körperkontakt, Bewegung oder Beschäftigung wünscht.
- Das Schreien hört sofort auf, wenn die Pflegefachperson den Säugling aufnimmt oder sich mit ihm beschäftigt.

Die Ursachen für das Schreien von Säuglingen können vielfältig sein:

- nasse Windel,
- feuchte Kleidung,
- wunder Po, Schmerzen,
- unangenehme Liegeposition,
- Schwitzen, Frieren usw.

Säuglinge können in den ersten Lebenswochen ihre Körpertemperatur noch nicht richtig regulieren. Sie frieren deshalb leichter. Achten Sie unbedingt auf ausreichend warme Kleidung.

Kommunikation mit Kindern

Für die Kommunikation mit Kindern ist ein ausgeprägtes Vertrauensverhältnis zwischen Pflegefachperson, Kind und Eltern unabdingbar. Pflegende müssen nicht nur die Situation des Kindes, sondern auch die der Eltern im Blick haben: Für sie stellt die Erkrankung ihres Kindes oftmals eine emotionale Ausnahmesituation dar. Vielen Eltern fällt es zudem schwer, Verantwortung für ihr Kind an Pflegefachpersonen zu übergeben. Auch Eltern fühlen sich durch einen Krankenhausaufenthalt des Kindes belastet und gestresst. Die **Einbindung der Bezugspersonen** spielt jedoch eine große Rolle in der Kommunikation mit Kindern. Deshalb kann es nötig sein, Eltern im Rahmen eines Informations- oder Beratungsgespräch auf ihre unterstützende Rolle während des Krankenhausaufenthaltes ihres Kindes vorzubereiten.

Vertrauen aufzubauen braucht Zeit. Währenddessen verzeihen Kinder es nicht, wenn sie belogen werden. Statt Kindern mit Sätzen wie „Das tut nicht weh", oder „Der Saft schmeckt bestimmt ganz gut" die Wahrheit vorzuenthalten ist es besser, sie auf schwierige Situationen - evtl. gemeinsam mit den Eltern - vorzubereiten.

Dies kann z. B. durch das Spielen einer Untersuchungssituation mit einem Kuscheltier geschehen. Vertrauen wird aufgebaut, indem Pflegende Belastungssituationen von Kindern erkennen und durch Ehrlichkeit in der Kommunikation entschärfen.

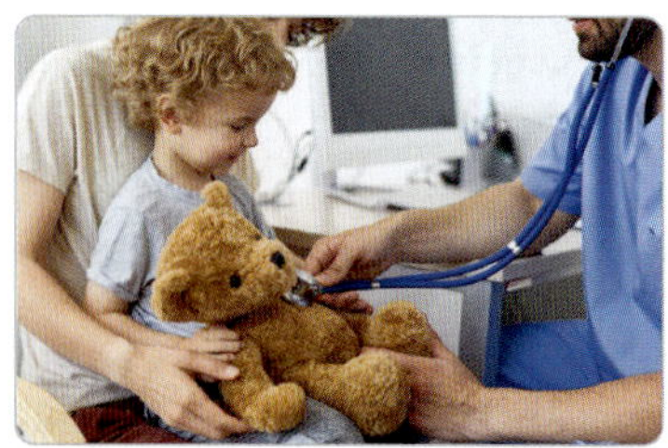

Auf spielerische Weise können Kinder behutsam an bevorstehende Untersuchungen oder Behandlungen herangeführt werden.

Je jünger Kinder sind, umso wirkungs- und bedeutungsvoller ist die nonverbale Kommunikation (siehe S. 10). Pflegende sollten deshalb den Entwicklungsstand des kranken Kindes genau beobachten, um jeweils eine situativ geeignete Kommunikationsform zu wählen.

Grundregeln für Gespräche mit kranken Kindern

- Nehmen Sie Blickkontakt auf, grüßen Sie, und sprechen Sie in klaren, kurzen und einfachen Sätzen. Seien Sie eindeutig: Sprechen Sie von „Du" und „Ich", vermeiden Sie „man" und „wir", sofern letzteres nicht wirklich zutrifft.
- Passen Sie Ihre Sprache dem Entwicklungsstand des Kindes an.
- Lassen Sie das Kind selbst über seine Beschwerden reden.
- Geben Sie dem Kind genug Zeit zu sprechen.
- Vermitteln Sie wichtige Informationen, ohne zu überfrachten.
- Versuchen Sie nicht alles beim ersten Gespräch im Detail zu klären.
- Stellen Sie keine Suggestivfragen: „Das hast du doch alles verstanden, oder?"
- Versuchen Sie, Gesagtes zu visualisieren.
- Was Sie sagen oder antworten, muss wahr sein.
- Versprechen Sie dem Kind, dass es über alles Wichtige informiert wird und halten Sie sich daran.
- Stehen Sie dazu, wenn Sie auf eine Frage wie „Werde ich wieder ganz gesund?" keine sichere Antwort haben.

Auch wenn die folgende Situation sicher nicht alltäglich und ohne weiteres wiederholbar ist: Anhand dieses real stattgefundenen Gesprächs wird deutlich, was zu einem gelungenen Gespräch mit Kindern beiträgt: Vertrauen schaffen, kurze, einfache und konkrete Fragen stellen, einfühlsam und geduldig sein und Antworten ernst nehmen.

Die Situation: Ein fünfjähriger Junge wird mit akutem Abdomen in der Notfallambulanz aufgenommen. Die klinische Untersuchung des Arztes deutet auf eine akute Appendizitis hin, der Ultraschallbefund bestätigt die Verdachtsdiagnose jedoch nicht. Als die Pflegefachperson mit dem Jungen allein im Raum ist, entwickelt sich der folgende Wortwechsel:

Das Gespräch:

Sie: „Was denkst du gerade?"

Junge: „Da ist was im Bauch."

Sie: „Was ist im Bauch?"

Junge: „Mama hat ein Kind im Bauch."
Sie: „Oh, da musst du bestimmt oft daran denken."
Nach einer längeren Pause:
Junge: „Das Baby kommt bald raus."
Sie: „Und bei dir?"
Junge: „Muss auch raus."
Am nächsten Tag hat der Junge voluminösen Stuhlgang und die Symptomatik vom Vortag verschwindet.

(Bindernagel, D., 2020)

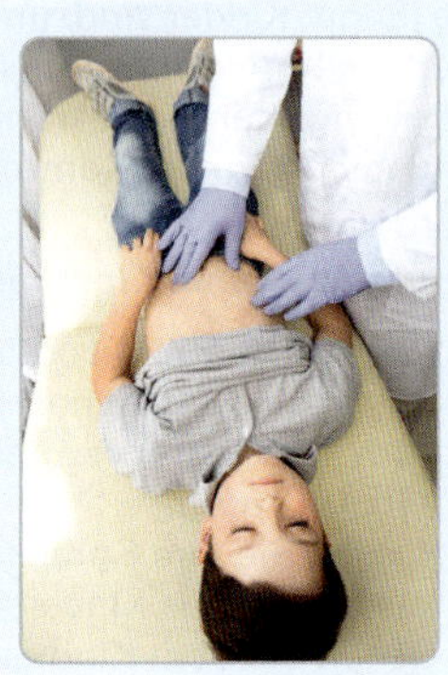

Denken Sie über Ihre eigenen Sprachmuster nach und machen Sie sich diese bewusst:

- Hören Sie sich selbst zu, wenn Sie im Dienst sprechen. Wann spreche ich und was sage ich?
- Nehmen Sie wahr, wie Sie etwas sagen.
- Machen Sie sich bewusst, dass Kinder und Jugendliche ihre eigene Lebens- und Gefühlswelt haben und Ihre Worte entsprechend wahrnehmen und interpretieren.
- Seien Sie sich darüber im Klaren, dass Sie in Gesprächen mit Kindern und Jugendlichen im Krankenhaus als professioneller Gesprächsteilnehmer mehr Verantwortung für ein gelingendes Gespräch tragen als die jungen Patienten.

3.12 Kommunikation mit Menschen mit Behinderungen

Die Bezeichnungen für Menschen mit einer Behinderung haben in vielen Sprachen eine eindeutig negative Ausrichtung. In Frankreich sind es „Les Invalides" (lat. invalidus = krank, kraftlos, ungesund), in Spanien „Las personas con minusvalias", Personen mit geringem Wert. In Deutschland war lange Zeit von „Behinderten" oder „Schwerbeschädigten" die Rede. Die Suche nach angemessenen sprachlichen Alternativen gestaltet sich noch immer schwierig.

„**Menschen mit Handicap**": Das Wort beschreibt die Behinderung aus einer defizitorientierten Sicht. Seiner Wortherkunft nach steht beim Handicap der Vergleich mit den Besten im Vordergrund sowie das, was der Schwächere nicht kann.

„**Menschen mit besonderen Bedürfnissen**" oder „**Andersfähige**": Nur sehr wenige Menschen mit Behinderung nutzen diese Begriffe. Denn sie treffen nicht zu. Menschen mit Behinderungen haben grundsätzlich die gleichen Bedürfnisse und Fähigkeiten wie nicht behinderte Menschen und sind ebenso vielfältig wie sie. Sie haben keine „besonderen Bedürfnisse", sondern das Recht, nicht benachteiligt zu werden.

„**Menschen mit Behinderung**": Nach wie vor die wohl geeignetste Formulierung. Wichtig ist, dass das Wort „Mensch" benutzt wird. Mit der alleinigen Bezeichnung „Behinderte" würde das Bild einer festen, gleichartigen Gruppe entstehen, die in Wirklichkeit sehr vielfältig ist. Die Formulierung „Menschen mit Behinderung" impliziert außerdem als einzige die gesellschaftlichen oder umweltbedingten Barrieren, die Personen behindern (behindert sein vs. behindert werden) und das damit verbundene Recht auf Nachteilsausgleich.

Kommunikation mit schwerhörigen Menschen

Mit jemandem sprechen zu können, ist für die meisten selbstverständlich. Wenn das Gehör beeinträchtigt ist, sei es von Geburt an (also vor dem Spracherwerb, prälingual) oder durch eine spätere Krankheit (postlingual), hat dies jedoch erhebliche Auswirkungen. Sowohl auf die Durchführung von Behandlung und Pflege betroffener Patienten als auch auf die Kommunikation mit ihnen. Wenn dann von Seiten der Pflegefachperson noch ein Akzent oder eine undeutliche Aussprache hinzukommt oder die zu pflegende Person sich nicht in ihrer Muttersprache unterhalten kann, ist die Kommunikation zusätzlich erschwert.

Etwa 40 % der 70 – 80-jährigen weisen eine Funktionsstörung einer Sinneswahrnehmung (hören, sehen, tasten, riechen, schmecken) auf. Mehr als 25 % in mehreren Sinneswahrnehmungen (Deutsches Ärzteblatt 2021).
In Deutschland leben etwa 15 Mio. hörgeschädigte Menschen. 80.000 von ihnen sind gehörlos. Die WHO stuft Menschen ab einer Hörminderung von 25 Dezibel (dB) als hörgeschädigt ein.
Häufigste Ursache sind Alterungsprozesse im Innenohr (Altersschwerhörigkeit) sowie Lärmschwerhörigkeit.

Menschen mit einer diagnostizierten Hörbehinderung haben das Recht, bei der Behandlung die deutsche Gebärdensprache, z. B. durch einen Gebärden- oder Schriftdolmetscher oder andere **Kommunikationshilfen** (siehe S. 163 ff.) zu nutzen. Die folgenden Hinweise helfen, schwerhörigen Patienten den Zugang zu medizinischer und pflegerischer Versorgung zu erleichtern.

- Einen ruhigen Ort für das Gespräch auswählen.
- Funktion bzw. Einstellung des Hörgerätes überprüfen.
- Von vorn ansprechen, ohne Kaugummi, möglichst ohne Mundschutz, um das Ablesen von den Lippen zu ermöglichen. Blickkontakt halten.
- Zuerst über das geplante Gesprächsthema informieren.
- In normaler Lautstärke, jedoch langsamer, tiefer und deutlicher als gewohnt sprechen.
- In kurzen und einfachen Sätzen sprechen. In besonders schwierigen Situationen kann die Verständigung auch mittels Papier und Stift erfolgen.
- Mimik und Gestik einsetzen.
- Im Gespräch mit mehreren Personen: Betroffenen ins Gespräch einbeziehen.
- Nicht zu mehreren durcheinander reden.
- Vergewissern, dass man richtig verstanden wurde und den andern richtig versteht. Genügend Zeit zum Nachfragen geben.

„Herr Berger, ich komme aus Syrien und spreche mit einem Akzent. Fragen Sie gerne nach, wenn Sie etwas nicht verstanden haben."

- Für die Erklärung von Erkrankungen oder das Zeigen von Körperteilen können alternativ Modelle, Darstellungen in Büchern oder auf einem Bildschirm genutzt werden.
- Für den Bedarfsfall eine Liste mit Gebärdensprachen-Dolmetschern bereithalten.

Der Umgang mit Hörgeräten

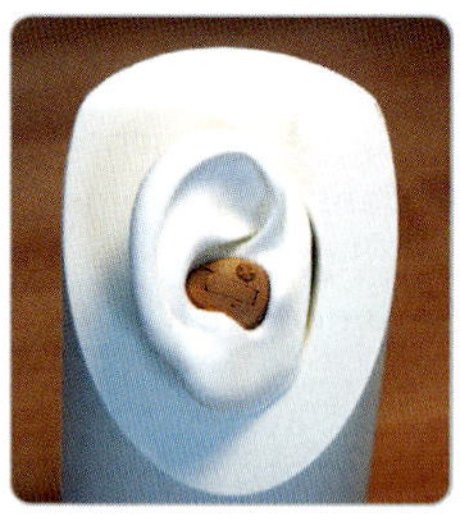

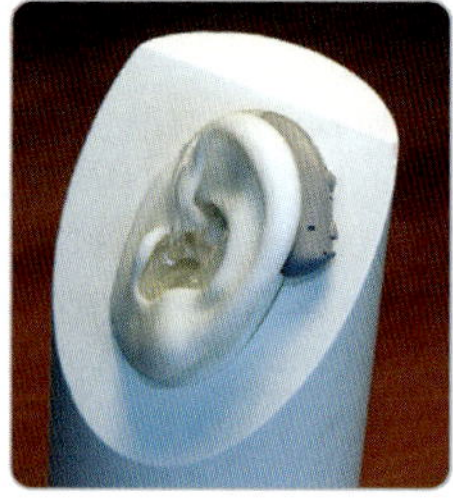

Richtig eingestellte Im-Ohr- oder Hinter-dem-Ohr-Hörsysteme erleichtern die Kommunikation.

- Hörgerät erst einsetzen, dann einschalten. So wird ein unangenehmes Pfeifen verhindert.
- Die meisten Menschen nehmen ihr Hörgerät nachts ab. Hörgerät währenddessen abschalten.
- Wird das Gerät für längere Zeit nicht genutzt: Batterien entnehmen.
- Zum Baden, Duschen, Haare waschen und Föhnen: Hörgerät abnehmen. Vor Haarspray schützen.
- Hörgeräte regelmäßig entfeuchten und reinigen. Dabei unbedingt die Herstellerangaben beachten.

Mit einer induktiven Höranlage können Hörgeräteträger drahtlos und störungsfrei Audiosignale empfangen, wenn das Hörgerät über eine sog. „Telefonspule" (T-Spule) verfügt. Räume, die mit einer solchen Anlage ausgestattet sind, werden durch ein entsprechendes Hinweisschild kenntlich gemacht."

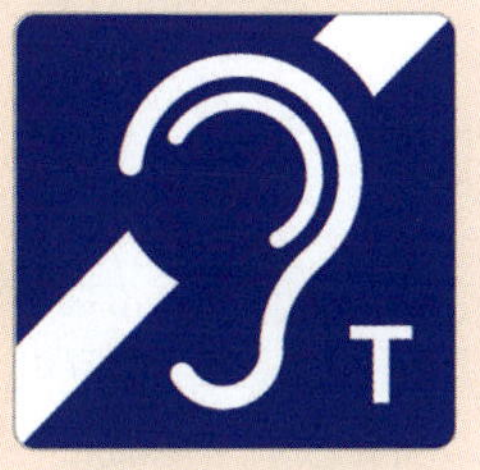

Kommunikation mit sehbehinderten Menschen

ICH HAB DAS ESSEN JETZT VOR IHNEN AUF DEN TISCH GESTELLT.
UND?... MANCHMAL AUCH VON VORTEIL, DASS ICH NICHT SO GENAU HINSCHAUEN KANN, GELL?!
HUMOR ZUR MITTAGSSTUNDE

Kommunikation mit sehbehinderten Menschen

Menschen unterschiedlicher Altersstufen können unter einer akuten oder andauernden Beeinträchtigung der Sehleistung leiden. Da der überwiegende Teil der Umweltinformationen über den Sehsinn des Auges wahrgenommen wird, wirken sich Störungen im oder am Auge in besonderer Weise auf die Kommunikationsfähigkeit des Menschen aus. Die folgenden Hinweise erleichtern Kommunikation und Umgang mit sehbehinderten Personen im pflegerischen Alltag.

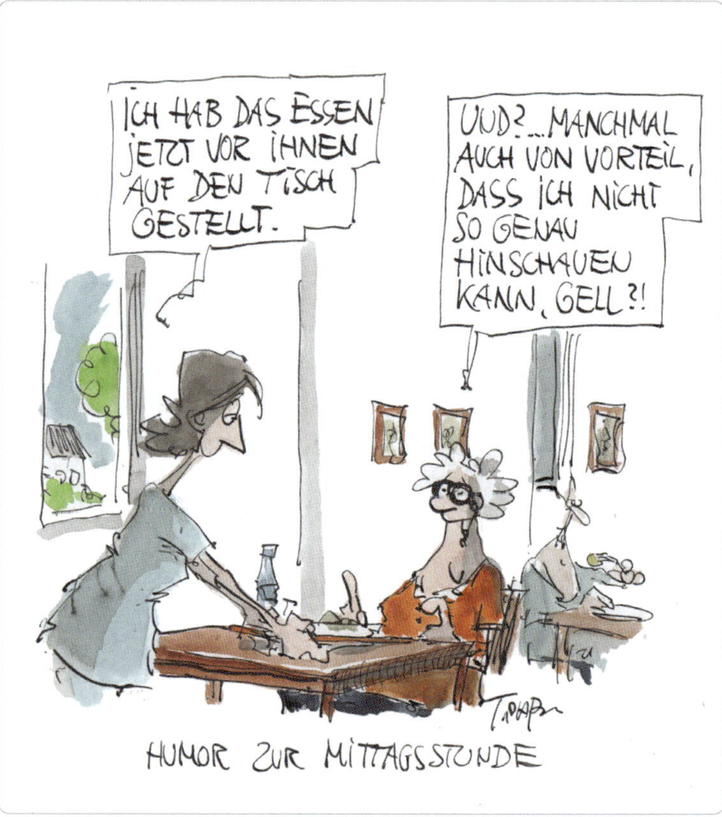

- Aktuelle Informationen über Art und Schwere der Sehschädigung einholen.
- Betreten und Verlassen des Raumes ankündigen.
- Stellen Sie sich auch dann namentlich vor, wenn Sie ein Namensschild mit großer Schrift tragen.
- Wenden Sie sich dem Patienten zu und sprechen Sie ihn mit Namen an.
- Erst ansprechen, dann anfassen.

„Nun bin ich bei Ihnen, Herr Berger. (Berührung an Hand oder Arm.) Darf ich Ihren Blutdruck messen?"

- Fragen Sie nach, wie viel Unterstützung der Betroffene wünscht.
- Warten Sie ab, ob der zu Pflegende Ihre Hilfe annehmen möchte. Sonst könnte gut gemeinte Hilfe als Bevormundung missverstanden werden.

„Wenn Sie möchten, Herr Berger, öffne ich Ihnen den Joghurtbecher. Oder möchten Sie das lieber selbst machen?"

- Informieren Sie den Sehbehinderten über Tätigkeiten, die Sie durchführen und erklären Sie diese.
- In unbekannter Umgebung: Führen Sie den Betroffenen und beschreiben Sie dabei den Weg. Benennen Sie wichtige Gegenstände und ihre Anordnung im Raum. Auf Stolperfallen und Stufen hinweisen.

„Herr Berger, wir stehen jetzt am Fußende Ihres Bettes. Drei Schritte nach rechts befindet sich die Tür zur Toilette. Das Waschbecken ist genau gegenüber der Tür."

- Möbel nicht unangekündigt umräumen.
- Beim Hinsetzen die Hand des Betroffenen zur Arm- oder Rückenlehne des Stuhles führen.
- Wenn nötig, unterhaken lassen. Einen Schritt vorausgehen und Stufen oder Hindernisse ankündigen.
- Beim Treppensteigen die Hand des Patienten zum Handlauf führen, Stufen gemeinsam im Gleichschritt gehen.

Verzichten Sie auf ungenaue Hinweise wie etwa „Hier geht´s lang." oder „Dort drüben steht ein Stuhl für Sie."

- Orientierungshilfen wie Handläufe, Bodenlinien oder Lichtsignale erklären.
- Beim Essen Art und Anordnung der Speisen auf dem Teller beschreiben.
- Brillenstärke regelmäßig überprüfen lassen.

Ausstattung der Einrichtung:
Wenn eine Einrichtung häufig von blinden oder sehgeschädigten Menschen aufgesucht wird, sollten

- Eingangsbereich und Treppenhaus gut ausgeleuchtet sein,
- Treppenstufen und Absätze am Boden markiert sein,
- Handläufe, Türgriffe etc. sich farblich von der Wand abheben,
- Schilder kontrastreich und mit schnörkelloser Schrift gestaltet sein,
- Glastüren eine deutliche Markierung erhalten,
- Ausdrucke und Flyer eine Schriftgröße von mind. 12 Punkt haben,
- Lupen oder Lesegeräte vorhanden sein,
- wichtige Informationen in Brailleschrift (Blindenschrift) vorliegen (siehe S. 163ff).

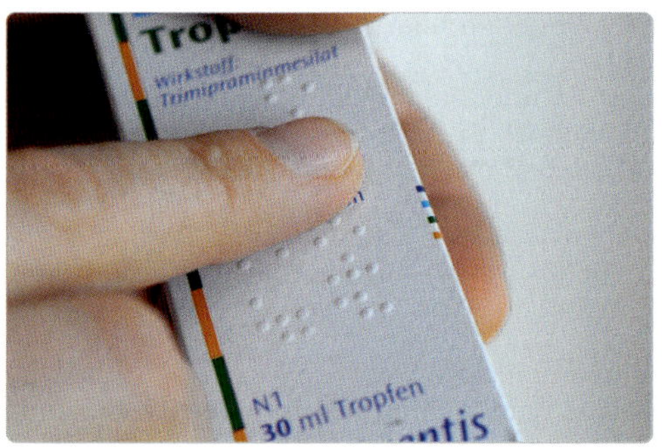

Die Braille-Schrift basiert auf tastbaren Punktmustern. Laut Arzneimittelgesetz muss der Name eines Medikaments in Braille-Schrift auf die Verpackung aufgeprägt sein.

Laut Sozialgesetzbuch (SGB) ist ein Mensch **blind**, bei dem das bessere Auge trotz Einsatz von Sehhilfen höchstens 2 % dessen sieht, was ein gesundes Auge erkennt. Die totale Erblindung heißt „Amaurose“ (griech: amauros = dunkel).
Zum Vergleich:
hochgradig sehbehindert: < 5 % Sehvermögen
sehbehindert: < 30 % Sehvermögen

Kommunikation mit Menschen mit Sprech- oder Sprachstörungen

Eine häufige Folge neurologischer Erkrankungen ist die Beeinträchtigung der Sprechmotorik. Es kommt zur Sprechstörung **(Dysarthrie)**. Hierbei weiß der Betroffene in aller Regel, was er sagen möchte. Eine gestörte Motorik von Zunge und Stimmbildungsapparat hindern ihn jedoch daran. Die Sprache des Betroffenen klingt verwaschen, langsam oder abgehackt. Bei einer Sprachstörung ist die kognitive Sprachproduktion gestört **(Aphasie)**. Kindliche Sprachentwicklungsstörungen unterscheiden sich von erworbenen Sprachstörungen des Erwachsenenalters, z. B. nach Apoplexie. Je nach individueller Symptomatik können die folgenden Tipps den Umgang mit Betroffenen erleichtern.

- Sich Zeit nehmen und Ruhe vermitteln.
- Für eine ruhige, ablenkungsfreie Atmosphäre ohne Hintergrundgeräusche sorgen.
- Beim Sprechen keine anderen Handlungen ausführen.
- Sich dem zu Pflegenden zuwenden und Blickkontakt halten.
- Langsam und deutlich sprechen. Einfache, kurze Sätze formulieren.
- Zum Reden anregen, z.B. Themen wie Familie, Hobbys, Beruf ansprechen. Wenn erforderlich Ja/Nein-Fragen bevorzugen.
- Oder-Fragen durch das Aufzählen von Möglichkeiten ersetzen und anschließend einzeln abfragen.

„Was möchten Sie zum Nachtisch essen, Frau Taler? Ich habe für Sie einen Apfel, eine Banane und einen Schoko-Pudding. Den Apfel? – Die Banane? – Den Schoko-Pudding?"

- Gestik und Mimik einsetzen und verbale und nonverbale Signale des Patienten beachten (siehe S. 10).
- Bei Bedarf bildliche Hilfen, z. B. Verständigungstafeln, (siehe S. 170f) einsetzen.
- Keine Kindersprache benutzen.
- Sind mehrere Personen beim Gespräch anwesend: Mit jedem Beteiligten nacheinander kommunizieren.
- Patienten nicht unter Druck setzen. Angefangene Sätze nicht für ihn zu Ende sprechen. Bei Nichtverstehen um Wiederholung bitten.
- Wenn der Patient aufgibt: zum Weitersprechen ermutigen. Sprechversuche loben.

„Ich habe Sie ganz gut verstanden, Frau Taler. Nur den letzten Satz, den versuchen Sie bitte noch einmal. Bestimmt klappt es jetzt."

- Papier und Stift oder Verständigungstafeln bereithalten.

Für individuelle Hinweise zur Kommunikation mit einem Menschen mit Sprech- oder Sprachstörung sprechen Sie mit seinem Logopäden.

3.13 Kommunikation mit depressiven Menschen

Menschen mit einer Depression fühlen sich traurig und innerlich leer. Sie zeigen während depressiver Phasen Desinteresse, Freudlosigkeit und Antriebsmangel. Schon kleine Anstrengungen können zur Ermüdung führen. Sie grübeln viel und ihre Gedanken kreisen oftmals darum, dass sich ihre Lage nicht verbessert. Betroffene fühlen sich wertlos und empfinden sich als Belastung für andere. Depressionen können anlasslos auftreten. Darüber hinaus sind **häufige Auslöser**:

- der Verlust von Aufgaben,
- das Ende des Berufslebens,
- schwere Erkrankungen,
- der Verlust des Partners,
- negative Erwartungen an die Zukunft.

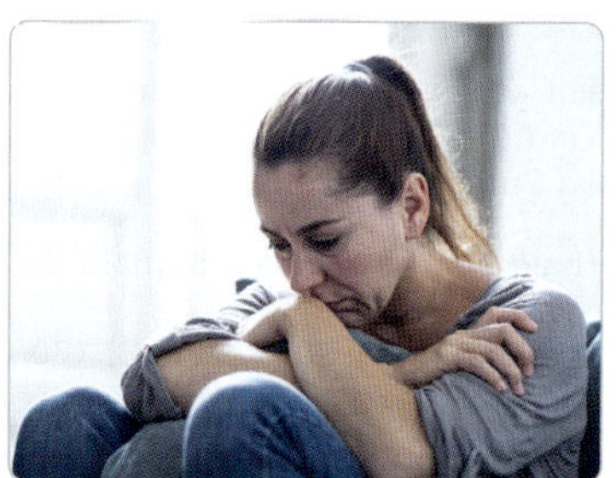

Grübeln und das Kreisen negativer Gedanken sind typische Anzeichen einer Depression.

Für Pflegefachpersonen ist es wichtig, eine eigene Haltung zu depressiven Pflegebedürftigen zu entwickeln. Hierzu gehört neben Geduld ein innerer Abstand, denn oftmals lehnen Depressive die ihnen angebotene Unterstützung ab. Ihr Umfeld reagiert darauf mitunter hilflos oder verärgert.

Wie andere Erkrankungen auch, zeigt sich die Depression mit individuell unterschiedlichen Ausprägungen. Dennoch können die folgenden Hinweise zur Kommunikation hilfreich sein:

- Pflegefachpersonen sollten sich darüber im Klaren sein, dass depressive Menschen krank sind und im Moment nicht anders können, als in ihrer negativen Gedankenwelt zu verharren.
- Langfristig gesehen sind **häufige, kurze Kontaktangebote** sinnvoll.
- **Betroffenen zuhören**, ihre Klagen und Stimmungen geduldig aushalten und „einfach nur" für sie da sein.
- Von Mitleidsbekundungen absehen.
- Nach Möglichkeit dafür sorgen, dass depressive Menschen tagsüber das Zimmer verlassen und nicht nur im Bett liegen. Nur so können Betroffene in den Tagesablauf einbezogen werden, selbst wenn sie nur passiv am Leben teilnehmen.
- Wenn Gesprächsangebote nicht zum Erfolg führen, können andere, für die jeweilige Person positiv besetzte Angebote gemacht werden, z. B. ein gemeinsamer Spaziergang, ein warmes Bad, die Haare frisieren, den Rücken einreiben usw.
- Bei Spaziergängen kann die Begleitperson auf Veränderungen, wie singende Vögel, blühende Blumen, Wind, Sonne etc. im Umfeld hinweisen. Die Stimmungslage des Betroffenen kann sich dadurch verbessern, auch wenn er sich nicht ausdrücklich positiv äußert.
- Eventuell gelingt es, durch **Beschäftigungsangebote** vom Grübeln abzulenken. Beschäftigung strukturiert den Tagesablauf und kann Erfolgserlebnisse vermitteln. Sie soll den Betroffenen allerdings weder unter- noch überfordern. Klare Aufforderungen zur Aktivität sind besser geeignet als vorsichtige Nachfragen. Betroffene fühlen sich auf diese Weise von der Entscheidungsfindung entlastet und geben nicht so schnell auf.

„So, Frau Taler, heute spielen wir beiden zusammen ´Mensch ärgere dich nicht´. Ich nehme die Farbe grün. Und Sie?"

Derzeit erkranken etwa 3-10% aller Jugendlichen zwischen 12 und 17 Jahren in Deutschland an einer Depression (Stiftung Deutsche Depressionshilfe, 2022). Meist geht sie mit weiteren psychischen Erkrankungen, z. B. ADHS, Angststörungen einher. Da gelegentliche depressive Verstimmungen Teil einer pubertären Phase sein können, ist die Abgrenzung zur Erkrankung in dieser Zeit schwierig. Phasen depressiver Verstimmungen bei Kindern und Jugendlichen sollten deshalb in jedem Fall genutzt werden, sie stärker zu unterstützen als sonst. Dazu gehört, die Bedürfnisse betroffener Kinder und Jugendlicher besser zu verstehen und ernst zu nehmen und ihnen mehr Gelegenheiten zu geben, ihr Selbstwertgefühl zu stärken. Aus Angst vor Stigmatisierung wird psychologische Hilfe oftmals erst spät in Anspruch genommen. Familienberatungsstellen können in einem ersten Schritt Unterstützung bieten.

3.14 Kommunikation mit dementen Menschen

Eine Demenz beeinträchtigt mit zunehmender Dauer das Gedächtnis, das Denken im Allgemeinen, die Wahrnehmung und die Sprache. Zudem sind Demenzpatienten in unterschiedlichem Ausmaß räumlich, zeitlich, situativ und zur eigenen Person desorientiert. Angehörige, Therapeuten und Pflegefachpersonen reagieren mitunter hilflos auf die sich daraus ergebenden Herausforderungen, insbesondere im Bereich der Kommunikation. Demente Menschen nehmen nonverbale und emotionale Signale besonders sensibel wahr und kommunizieren selbst in hohem Maße auf diesen Wegen. Eine gute Pflege der Beziehung kann deshalb in allen Stadien der Demenz lindernd wirken. Die **Kenntnis der Biografie** des Betroffenen (siehe S. 74) ist deshalb wichtig.

Bei dementen **Menschen mit einem Migrationshintergrund** gestaltet sich die Kommunikation für Pflegefachpersonen manchmal noch schwieriger, weil

- die Erinnerung an das Leben im Hier und Jetzt verblasst,
- ihre Gedanken aus der Kindheit und Jugend in einem anderen Land in den Vordergrund rücken und
- sie das Sprechen sowie das Sprachverständnis der erworbenen (deutschen) Sprache zugunsten ihrer Muttersprache verlieren.

Auch die Diagnostik bei Demenzverdacht ist dann schwierig, weil Testverfahren stark auf die Fähigkeiten zum Verbalisieren kognitiver Fähigkeiten abstellen. Für die Langzeitpflege kommt der kultursensiblen Pflege (siehe S. 24), die die vertrauensvolle Arbeit mit den Angehörigen einschließt, eine große Bedeutung zu.

Die Demenz wird auch als „Angehörigen-Krankheit" bezeichnet, weil sie die Betreuungspersonen besonders fordert. Für sie gelten deshalb folgende Hinweise:

- Offenheit schützt vor Isolation. Die Krankheit nicht leugnen, indem man zu lange den Anschein von Normalität wahrt.

- Hilfe annehmen und Überforderung nicht ignorieren. Je frühzeitiger Angehörige Hilfen wie Angehörigenkurse oder Selbsthilfegruppen nutzen, umso besser gelingt die Umsetzung von Maßnahmen beim Erkrankten.
- Rechtzeitig Pflegeeinrichtungen/-dienste in Augenschein nehmen. Kein Angehöriger kann einen anderen Menschen unbegrenzt lange pflegen, ohne sich dabei selbst zu überfordern.

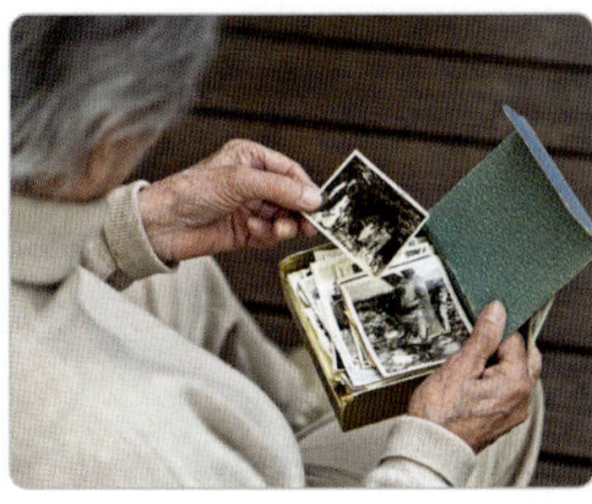

Demenz – Leben mit mehr Vergangenheit und weniger hier und jetzt.

Für den Umgang mit dementen Personen sind die folgenden Hinweise hilfreich:

- Räume mit großer Schrift oder eindeutigen Symbolen kennzeichnen.
- Für helle Beleuchtung sorgen.
- Scharfe oder gefährliche Gegenstände und Materialien, z.B. Kanülen oder Medikamente aus dem Umfeld des dementen Patienten entfernen.
- Blickkontakt halten und stets von vorne ansprechen.
- Patienten mit vollem Namen ansprechen.
- In angespannten Situationen evtl. in den Flüsterton wechseln, um Vertraulichkeit herzustellen.
- Einfache, kurze Sätze mit jeweils nur einer Aussage formulieren.

„Frau Taler, ziehen Sie bitte Ihre Schuhe aus."
Später: „Jetzt legen Sie sich auf das Bett, Frau Taler."

- Auf Pronomen verzichten.

„Ihr Sohn hat angerufen. Ihr Sohn (nicht: Er) kommt am Abend vorbei."

- Den Arm beim Gespräch berühren, um Sicherheit zu vermitteln.
- Mimik und Gestik einsetzen. Vormachen und Zeigen erleichtern das Verstehen.

- Äußerungen bei Bedarf auf gleiche Weise wiederholen, nicht variieren.
- Validation als Kommunikationsmittel nutzen, um die Realität des Anderen für gültig zu erklären.
- „Ich"- statt „Man"- Aussagen verwenden.
- Vorwürfe vermeiden, keine Warum-Fragen stellen und keine Diskussionen führen. Verneinungen vermeiden.
- Betroffene ermutigen, mit Ja oder Nein zu antworten.
- Individuelle Reizwörter, z. B. Geld, Krieg, Krankenhaus vermeiden.
- Auf Verständnisfragen, Ironie und Babysprache verzichten.
- Eventuell im Dialekt des Betroffenen sprechen.
- Demente, die ihre Spannungen abreagieren wollen, nicht daran hindern, zu laufen oder sich zu bewegen. Das würde ihre Erregung nur steigern.

Weiterführende Informationen für Angehörige bieten die Seiten www.wegweiser-demenz.de und www.deutsche-alzheimer.de. Pflegefachpersonen können sich auf der Seite www.awmf.org umfassend zur Leitlinie Demenz informieren.

3.15 Kommunikation mit älteren Menschen

Für die Kommunikation mit älteren Menschen gelten im Allgemeinen keine anderen Regeln wie bei der alltäglichen Kommunikation. Durch Krankheiten oder nachlassendes Hören oder Sehen kann die Kommunikation mit alten Menschen allerdings beeinträchtigt sein. Oft verändern sich auch ihre sozialen Kontakte und ihr Kommunikationsverhalten. Folgende Regeln erleichtern dann die Kommunikation:

- Vor dem Ansprechen Blickkontakt aufnehmen.
- Ruhige Umgebung für das Gespräch suchen bzw. laute Geräusche vermeiden.
- Achten Sie auf einen angemessenen Abstand zu Ihrem Gesprächspartner.
- Sprechen Sie in kurzen Sätzen.
- Nutzen Sie die Ich-Form.
- Sprechen Sie deutlich und in angemessener, nicht zu hoher Lautstärke.
- Wenn der Gesprächspartner die deutsche Sprache nicht sicher beherrscht, ermutigen Sie ihn bei Bedarf nachzufragen.

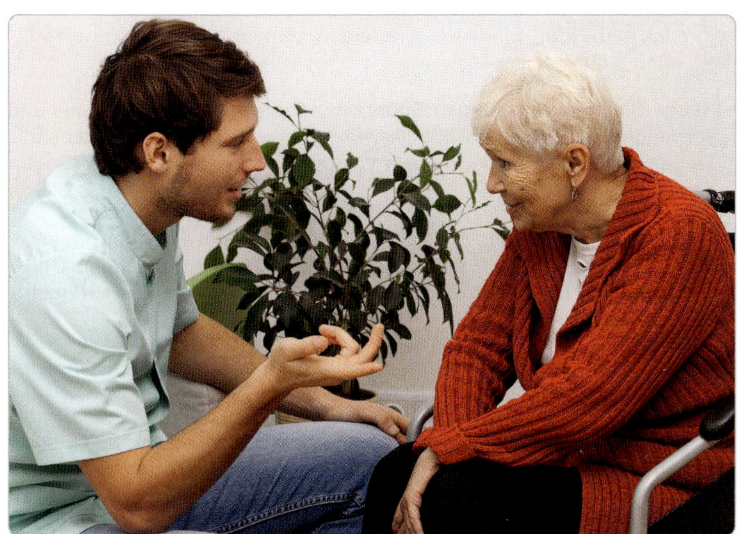

Kommunikation mit einer Seniorin auf Augenhöhe.

„Frau Papadoupoulos, ich kann leider kein Griechisch. Wenn ich also etwas sage, was Sie nicht verstehen, dann freue ich mich, wenn Sie nachfragen. Das macht es für uns beide leichter."

- Fragen Sie nach, wenn etwas unklar ist oder Sie es nicht verstanden haben. Wiederholen Sie, wenn Sie glauben, dass Ihr Gegenüber Sie nicht verstanden hat.
- Vermeiden Sie jugendsprachliche Ausdrücke und Redewendungen.
- Ermutigen Sie Ihre Gesprächspartner, Gedanken und Gefühle in Worte zu fassen.

Vielen alten Menschen ist es sehr wichtig, von früher erzählen zu können. Man braucht manchmal viel Geduld und Einfühlungsvermögen, um ihnen dabei interessiert zuzuhören.

- Haben Sie Geduld, auch wenn es länger dauert, bis Ihr Gesprächspartner seine Gedanken in Worte gefasst hat.
- Beschönigen oder verharmlosen Sie nicht das Klagen alter Menschen mit Sätzen wie „Das wird schon wieder."; „Da müssen wir alle mal durch."

„Ich habe den Eindruck, Sie leiden sehr unter den Schmerzen, nicht wahr?“

- Halten Sie auch in traurigen Situationen Pausen im Gespräch aus und vermeiden Sie Floskeln wie „Alles wird gut.“; „Ja ja, so ist das Leben.“ .
- Zeigen bzw. äußern Sie Respekt vor dem Leben und den Leistungen des alten Menschen.

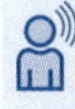
„Wenn ich Ihre Bilder an der Wand sehe, Frau Papadoupoulos, dann haben Sie bislang wirklich ein bewegtes Leben geführt. Und dabei fünf Kinder großgezogen. Alle Achtung. Da habe ich noch einiges vor mir.“

- Signalisieren Sie Ihrem Gesprächspartner klar das Ende des Gesprächs.

„Schön, dass Sie mir mal von Ihren Hobbys erzählt haben, Frau Papadoupoulos. Das war sehr interessant für mich! Und nun muss ich meiner Kollegin beim Essen austeilen helfen. Ich wünsche Ihnen noch einen schönen Nachmittag. Bis heute Abend.“

3.16 Kommunikation mit Sterbenden

Sterben ist keine Niederlage, sondern ein natürlicher Vorgang. Deshalb ist es wichtig, auch die letzte Phase des Lebens einfühlsam zu gestalten. Weniger als ein Viertel aller Deutschen sterben zu Hause (Deutscher Hospiz- und Palliativverband, 2017). Zunehmend begleiten **Palliativstationen** in Krankenhäusern sowie ambulante und stationäre **Hospizeinrichtungen** Sterbende bis zu ihrem Tod mit einem fachlich fundierten und ganzheitlichen Konzept. **Am häufigsten wird in Krankenhäusern und Seniorenheimen gestorben**. Dort werden Angehörige manchmal erst spät über den Stand der Dinge informiert und fühlen sich dadurch nicht eingeladen, ihr Familienmitglied in der letzten Phase des Lebens aktiv zu begleiten. Oft ist es das Pflegefachpersonal in Krankenhäusern und Seniorenheimen, welches die letzte Lebensphase eines Menschen sowie dessen Angehörige kommunikativ begleitet. Eine Pflegefachperson ist kommunikativ, organisatorisch und fachlich für die Begleitung Schwerkranker und Sterbender geeignet, wenn sie

- bereit ist, sich mit Schmerz, Leiden, Sterben und Tod auseinanderzusetzen,
- sich darüber im Klaren ist, dass Schweigen, Warten und Aushalten wichtige Aufgaben dabei sind,

- Sterbende mit ihren individuellen Bedürfnissen ganzheitlich wahrnehmen kann,
- ein Gespür dafür hat, dass sich Schmerz und Trauer in verschiedenen Kulturen auf unterschiedliche Weise (verbal, nonverbal, paraverbal) zeigen und zum Ausdruck gebracht werden,
- vorausschauend denken und handeln kann,
- Kenntnisse über verschiedene Krankheitsbilder und medizinische Fachgebiete hat,
- Kenntnisse der Symptomkontrolle und Schmerztherapie hat.

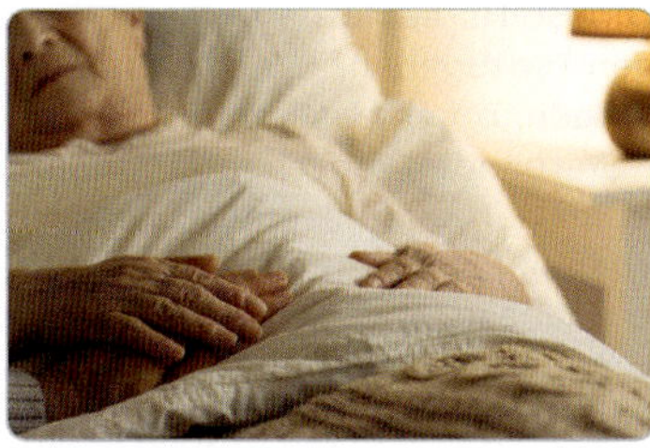

Die Begleitung eines Sterbenden erfordert eine einfühlsame Haltung.

Menschen, die dem Tode nahe sind, lässt man nicht allein. Angehörige – und wenn von ihnen gewünscht auch Pflegefachpersonen mit einer guten Beziehung zum Sterbenden – bleiben bei ihm. Alle Beteiligten können Gefühle und Trauer zeigen und Abschied nehmen. Auch der Sterbende nimmt seine Umgebung wahr. Deshalb gilt Folgendes in dieser Phase für Pflegende und Angehörige:

- Den Sterbenden nach Möglichkeit in seiner gewohnten Umgebung belassen.
- Ihm zur Verfügung stehen, wenn er es wünscht.
- Pflegetätigkeiten in Ruhe durchführen und mit Worten begleiten.
- In Anwesenheit des Sterbenden nicht über ihn hinwegreden oder flüstern.
- Auf verbale und nonverbale Äußerungen, z. B. Schmerzäußerungen, abwehrende Bewegungen achten und auf Wünsche reagieren.
- Das Gefühl vermitteln, dass alles für den Sterbenden getan wird.

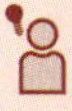

Pflegende haben oft Zweifel, ob sie in schwierigen Situationen wie der Sterbebegleitung das Richtige tun. Manchmal hilft es, sich daran zu orientieren, was man sich selbst, als Patient oder Angehöriger, in dieser Situation wünschen würde.

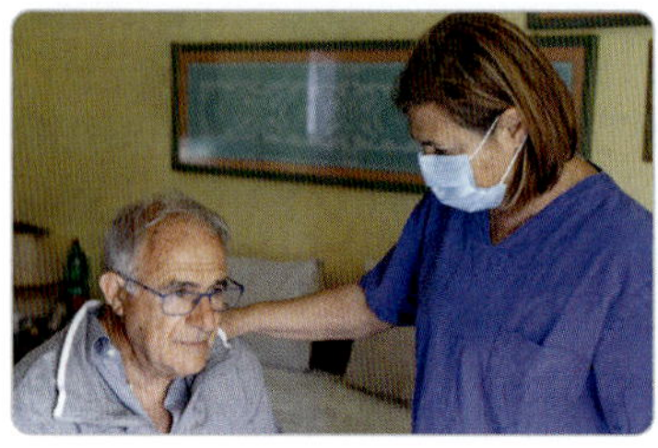

Pflegefachpersonen können durch verbale oder nonverbale Kommunikation ihre Anteilnahme am Tod eines Angehörigen zeigen.

Für die meisten Menschen ist es eine große Herausforderung, mit dem Sterbeprozess eines nahen Angehörigen umzugehen. Pflegefachpersonen können in solchen Situationen erfragen, ob es bestimmte „Sterbe-Rituale" in der Familie gibt. Manche Sterbende wünschen z. B., dass ihnen religiöse Bedürfnisse erfüllt werden. Ein einfühlsames Gespräch über die Begleitung von bereits verstorbenen Familienangehörigen kann dazu Aufschluss geben. Auch die Frage danach, was den Angehörigen jetzt gerade wichtig ist, kann helfen. Angehörige können beispielsweise ihre Nähe zeigen durch Dasein, Hand halten, Berührung und Ansprache. Darüber hinaus ist es ihnen eine Hilfe, wenn die Pflegefachperson ihnen

- jederzeit Zugang zum Sterbenden ermöglicht,
- alle Informationen über den Zustand des Patienten zukommen lässt,
- die Teilnahme an der Versorgung und Pflege des Angehörigen ermöglicht,
- Hinweise und Erklärungen zu möglichen Reaktionen des Sterbenden geben kann,
- als Gesprächspartner zur Seite zu steht.

3.17 Schweigepflicht und Datenschutz

Im Pflegealltag werden von den an der Behandlung und Pflege beteiligten Personen wie Ärzten, Pflegefachpersonen, Therapeuten und weiteren Akteuren des Gesundheitswesens – spontan oder geplant – Informationen ausgetauscht. Diese können grundsätzlich verschiedenen Informationsarten zugeordnet werden:

Art der Information	Beispiel
Organisationsbezogene Informationen: Informieren über die Einrichtung. z. B. das Krankenhaus oder eine Abteilung/Station (z. B. Station 4, Säuglings- und Entbindungsstation).	Anzahl der Mitarbeiterinnen in den Bereichen Verwaltung und Pflege des Krankenhauses; Zahl der jährlichen Geburten auf der Station 4.

Art der Information	Beispiel
Prozessbezogene Informationen: Informieren über (Arbeits-)Prozesse oder deren Teilschritte.	Beschreibung von Verantwortlichkeiten und Arbeitsabläufen in der Einrichtung, z. B. bei der Termin- und Ablaufplanung im Rahmen des Entlassungsmanagements.
Personenbezogene Informationen: Informieren über eine konkrete Person.	Geburtsdatum, Anamnese, Diagnosen und Therapien, Namen und Adressen von Angehörigen.

Der Informationsaustausch kann in persönlichen Gesprächen, Teambesprechungen, Arbeitsgruppen, am Telefon, per Kurznotiz, per E-Mail oder in Dokumentationen stattfinden. Damit die ausgetauschten Informationen möglichst nicht an Unbefugte gelangen können, unterschreiben Pflegefachpersonen meist eine Schweigepflicht-Vereinbarung mit ihrem Arbeitgeber. Diese umfasst in der Regel mindestens die personenbezogenen Daten, in manchen Fällen auch weitere Informationsarten.

Die **Schweigepflicht** gilt gemäß Strafgesetzbuch (§ 203 StGB – Verletzung von Privatgeheimnissen) sowohl für das ärztliche als auch für das pflegerische Personal. Unter die Schweigepflicht fallen Informationen zu:

- Name des Patienten,
- Angaben über dessen persönliche oder wirtschaftliche Verhältnisse,
- Behandlungsgrund, Diagnosen,
- Aufzeichnungen/Mitteilungen von bzw. an Ärzte, Pflegende, Therapeuten,
- Untersuchungsbefunde.

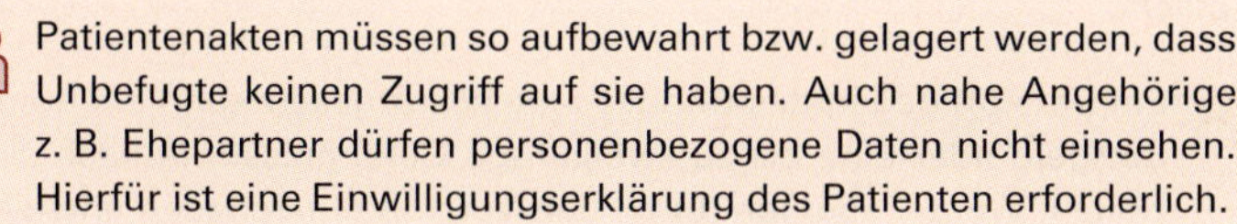

Patientenakten müssen so aufbewahrt bzw. gelagert werden, dass Unbefugte keinen Zugriff auf sie haben. Auch nahe Angehörige z. B. Ehepartner dürfen personenbezogene Daten nicht einsehen. Hierfür ist eine Einwilligungserklärung des Patienten erforderlich.

Die Schweigepflicht besteht gegenüber:

- Familienangehörigen und Freunden des Patienten,
- dem Arbeitgeber des Patienten,
- Familienangehörigen und Freunden des Arztes bzw. der Pflegefachpersonen,
- Personen, die nicht an der Behandlung bzw. Pflege des Patienten beteiligt sind.

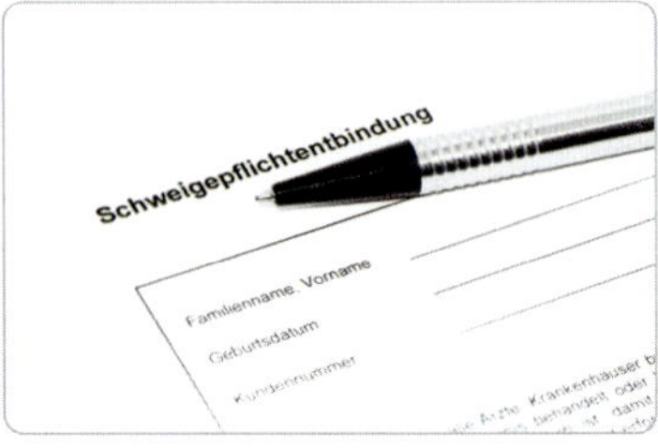

Eine medizinische Einrichtung kann vom Patienten oder seinem gesetzlichen Vertreter von der Pflicht, Privatgeheimnisse nicht zu verletzen, entbunden werden.

Die Pflicht, Privatgeheimnisse nicht zu verletzen, besteht über den Tod des Patienten hinaus. Eine **Entbindung von der Schweigepflicht** ist unter bestimmten Voraussetzungen möglich. Sie kann nur vom Patienten selbst oder seiner gesetzlichen Vertretung gegeben werden. Sinnvollerweise erfolgt die Entbindung schriftlich. Bei mündlicher Entbindung ist das Beisein einer weiteren Person zu empfehlen.

Die Schweigepflicht stellt die älteste Form des Datenschutzes dar. Das **Bundesdatenschutzgesetz** regelt darüber hinaus das Erheben, Speichern, Verändern, Übermitteln, Löschen, Sperren und Nutzen von Daten und stellt Anforderungen an die Sicherheit personenbezogener Daten bzw. Informationen. Demnach hat jeder Patient ein Recht auf:

- unentgeltliche Auskunft über die zu seiner Person gespeicherten Daten,
- Berichtigung fehlerhafter Daten, wenn er solche erkannt hat,
- Sperrung von Daten (Sperrvermerk), wenn der Patient die jeweilige Einrichtung nicht mehr aufsucht,
- Löschung der Daten nach Ablauf der zehnjährigen Dokumentationspflicht.

Ein Verstoß gegen das Bundesdatenschutzgesetz kann ein hohes Bußgeld oder eine bis zu zweijährige Gefängnisstrafe nach sich ziehen. Wenn Patienten durch den Verstoß ein Schaden entsteht, können sie einen Anspruch auf Schadensersatz geltend machen.

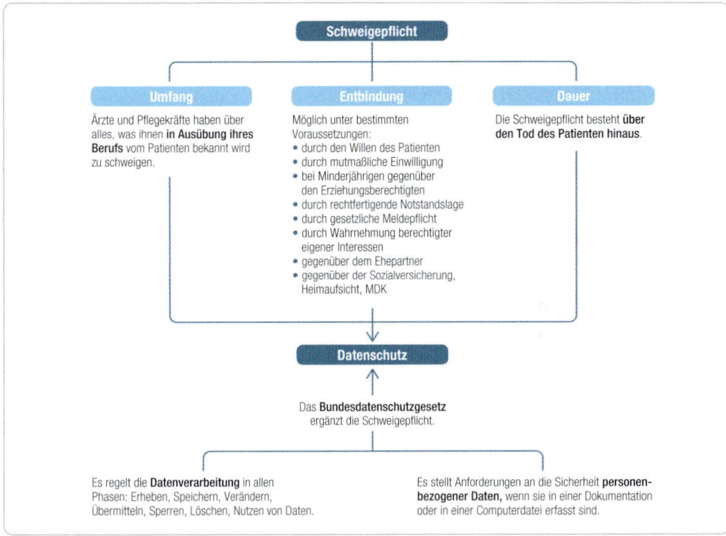

Schweigepflicht und Datenschutz

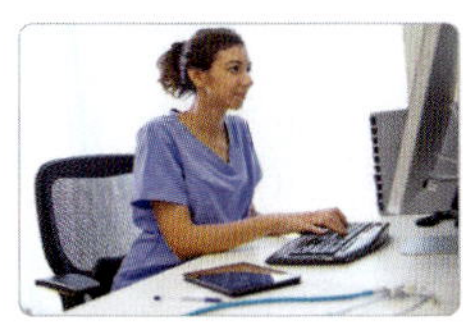

In medizinischen Einrichtungen ist es erforderlich, personenbezogene Daten zu speichern, um die Pflicht zur Dokumentation zu erfüllen.

Die **Datenschutzgrundverordnung** regelt darüber hinaus:

- Die medizinische Einrichtung darf personenbezogene Daten speichern, da sie eine Dokumentationspflicht hat.
- Sie muss Patienten darüber informieren, dass ihre persönlichen Daten gesammelt werden, was mit ihnen geschieht und an wen diese unter welchen Umständen weitergegeben werden.
- Für die Weitergabe persönlicher Daten an Dritte muss eine Zustimmung des Patienten vorliegen.
- Der Patient hat Anspruch auf Auskunft über die Verarbeitung seiner Daten.
- In Fällen von Datenmissbrauch oder -verstoß muss der Patient von der Einrichtung informiert werden.

4 Im Team kommunizieren

4.1 Dienstübergabegespräch

HIER, DIE PATIENTENDATEN. ...ZICKT ZIEMLICH RUM, SO'N TYPISCHER „HALLO-ICH-BIN-WICHTIG TYP"... KENNEN JA PATIENTEN VON DIESER SORTE!
ÖH...

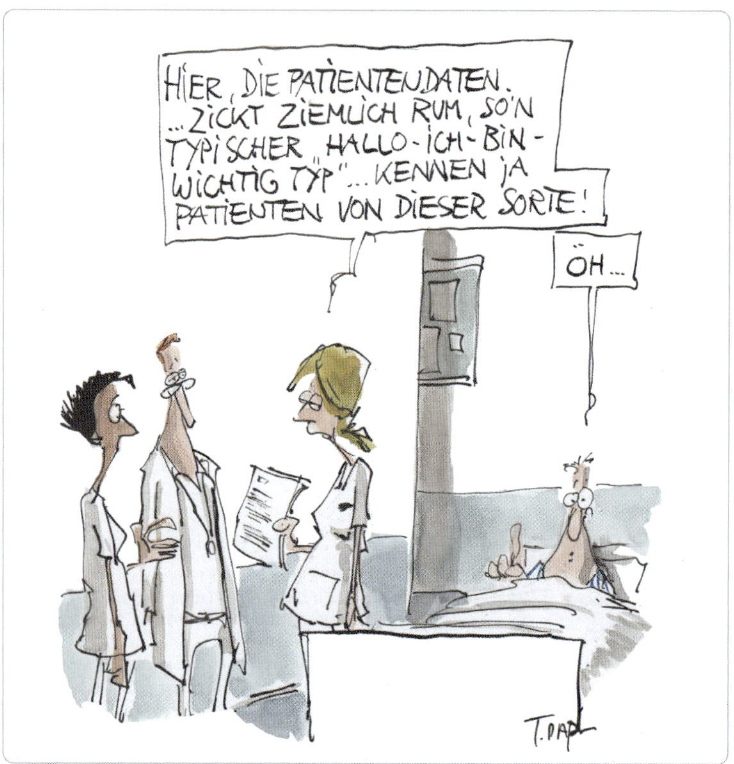

Eine Dienstübergabe dient in erster Linie der Übermittlung von patientenbezogenen Daten und Informationen. Sie kann darüber hinaus bei Bedarf auch organisatorische Aspekte beinhalten. Wenn wichtige Informationen über Patienten oder Bewohner „verloren gehen", liegt die Ursache oft in einer mangelnden Informationsweitergabe von einer Schicht an die nächste. Somit ist eine professionelle Dienstübergabe **Teil der Qualitätssicherung**. Soweit sich das Übergabegespräch auf Patienten bezieht, kann es sowohl im Stationszimmer (übliche Vorgehensweise) als auch in Anwesenheit des Patienten in seinem Zimmer (seltener) stattfinden.

Vorteile der Dienstübergabe im Stationszimmer	Vorteile der Dienstübergabe am Patientenbett
alle Pflegefachpersonen sind anwesend	Patient ist in die Übergabe involviert
zeitsparend	Patient kann Informationen ergänzen
keine Datenschutzprobleme	durch die Verbindung von „Information" und „Gesicht" prägen sich Informationen leichter ein
alle Fragen können direkt angesprochen und geklärt werden	wenig Unterbrechungen

Struktur eines Dienstübergabegesprächs

Informationen zu Patienten

Anhand der Pflegedokumentation und des Strukturblatts sowie Informationen aus Gesprächen mit dem Patienten können folgende Aspekte angesprochen werden:

- allgemeine Patientendaten,
- Anamnese, Grund der Aufnahme, (Verdachts-)Diagnosen,
- aktueller Zustand des Patienten, Bewusstsein, Vitalwerte, aktueller Verlauf,
- durchgeführte und anstehende Pflegehandlungen, Erfolg bzw. ausbleibender Erfolg zurückliegender und in der Folgeschicht bevorstehende diagnostische oder therapeutische Maßnahmen, eventuelle Alternativmaßnahmen,
- Ängste und Sorgen des Patienten, Probleme und Besonderheiten,
- eventuell Neudefinition von Pflegezielen,
- Hinweise zu Angehörigen, Kontrolle der Dokumentationen.

Informationen zur Arbeitsorganisation

- Aktuelle Personalsituation, z. B. Urlaub, Erkrankungen, Dienstplan,
- neue oder fehlende Medikamente,
- neue, defekte oder fehlende Geräte und Materialien,
- Termine (Teambesprechungen, Fortbildungen).

Während einer Dienstübergabe sollten die folgenden **Regeln** diszipliniert eingehalten werden:

- Private Mobiltelefone werden lautlos gestellt.
- Es spricht stets nur eine Pflegefachperson.
- Es werden nur dienstrelevante Themen besprochen.
- Privatgespräche unterbleiben.
- Es wird die medizinisch-pflegerische Fachsprache angewendet (siehe S. 41).

4.2 Pflegevisite

Gute Pflege braucht Zeit. Zeit für eine Pflegevisite. Sie ist – wie auch das Dienstübergabegespräch – ein Instrument zur Sicherung der Qualität in der Pflege. Pflegevisiten dienen dazu, im Gespräch mit dem Pflegebedürftigen in regelmäßigen, festgelegten Abständen zu **überprüfen, ob der Pflegeprozess wie geplant umgesetzt wurde** und in welcher Form er weiterentwickelt werden kann. Checklisten können den Ablauf der Pflegevisite erleichtern. Ziel ist es, die Qualität der Pflege insgesamt zu beurteilen, nicht die Pflegetätigkeit einzelner Mitarbeiter. Die Visite findet im gewohnten Umfeld des Pflegebedürftigen statt. An ihr nehmen mehrere Pflegende teil, z. B. Pflegedienstleitung, Pflegefachperson sowie der Pflegebedürftige selbst und evtl. Angehörige bzw. Betreuer.

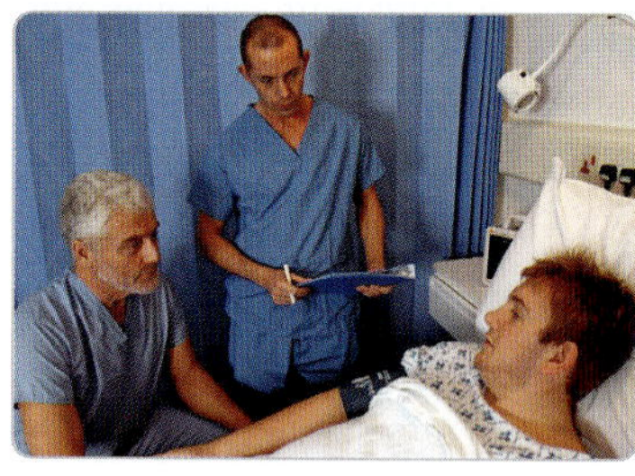

Pflegeviste am Patientenbett

Aktuelle Veränderungen des Gesundheitszustandes oder Beschwerden eines Pflegebedürftigen können Anlass sein, den Termin zur Pflegevisite kurzfristig vorzuziehen.

Vorbereitung

- Information des Pflegebedürftigen über den geplanten Termin der Pflegevisite.
- Gemeinsame Festlegung von Themen und Zielen der Visite.
- Zusammenstellung und erste Durchsicht von Unterlagen, z. B. Pflegedokumentation, Pflege- bzw. Maßnahmenplan.

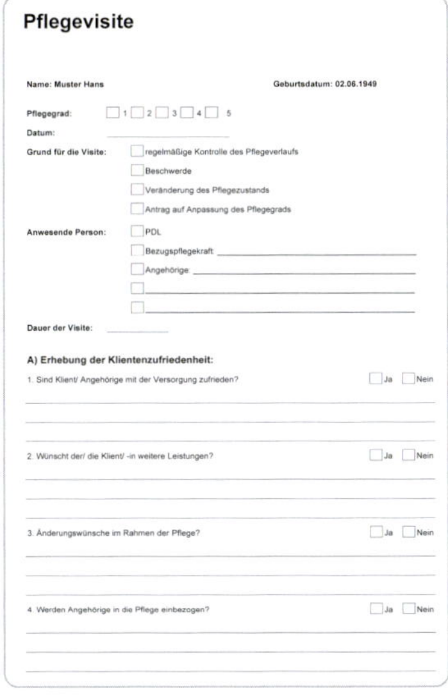

Pflegevisite

Name: Muster Hans **Geburtsdatum:** 02.06.1949

Pflegegrad: ☐ 1 ☐ 2 ☐ 3 ☐ 4 ☐ 5

Datum: ____________

Grund für die Visite:
☐ regelmäßige Kontrolle des Pflegeverlaufs
☐ Beschwerde
☐ Veränderung des Pflegezustands
☐ Antrag auf Anpassung des Pflegegrads

Anwesende Person:
☐ PDL
☐ Bezugspflegekraft: ____________
☐ Angehörige: ____________
☐ ____________
☐ ____________

Dauer der Visite: ____________

A) Erhebung der Klientenzufriedenheit:

1. Sind Klient/ Angehörige mit der Versorgung zufrieden? ☐ Ja ☐ Nein
2. Wünscht der/ die Klient/ -in weitere Leistungen? ☐ Ja ☐ Nein
3. Änderungswünsche im Rahmen der Pflege? ☐ Ja ☐ Nein
4. Werden Angehörige in die Pflege einbezogen? ☐ Ja ☐ Nein

Dokumentation einer Pflegevisite im ambulanten Pflegedienst (Ausschnitt).

Durchführung

- Kurzvorstellung des Pflegebedürftigen durch die Pflegefachperson.
- Bericht über bzw. Gespräch mit dem Pflegebedürftigen über die pflegerische Situation: aktuelles Befinden des Pflegebedürftigen; seine Probleme und Bedürfnisse; offene Fragen, Wünsche oder Erwartungen des Pflegebedürftigen bzw. seiner Angehörigen.
- Prüfung der Pflegedokumentation auf Korrektheit.

- Prüfung der Patientenumgebung wie Zimmer, Geräte, Versorgungsstrukturen) auf Funktionsfähigkeit.

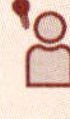

Eine Visite ist für Patienten bzw. Bewohner eine besondere Situation: Als zu pflegende Person liegen sie oftmals – mehr oder weniger bekleidet – im Bett, während um sie herum Personen in Dienstkleidung sitzen oder stehen. Dies kann eine bedrängende Atmosphäre erzeugen. Die Anwendung von Fachsprache oder evtl. fremdsprachige Akzente seitens der Pflegefachpersonen oder ein mangelnder Wortschatz aufseiten der Patienten verstärken unter Umständen die Unsicherheit. Wichtig deshalb: **Sprechen Sie in einer Pflegevisite nicht übereinander, sondern miteinander**.

Manche Patienten legen gegenüber medizinischem und pflegerischem Personal großen Respekt und Zurückhaltung an den Tag. Informationen werden von ihnen nur auf ausdrückliche Nachfrage und Aufforderung gegeben. Andere wiederum akzeptieren das Pflegepersonal nicht als gleichwertige Gesprächspartner und möchten nur mit dem ärztlichen Personal kommunizieren. Erklären Sie in solchen Situationen sachlich die Notwendigkeit und übliche Vorgehensweise bei einer Pflegevisite in Ihrer Einrichtung.

Nachbereitung

- Gespräch zwischen Pflegefachperson und Pflegedienstleitung.
- Ggf. Anpassung von Pflege- bzw. Maßnahmenplan.
- Dokumentation der Gesprächsergebnisse.

4.3 Teambesprechung

Im Rahmen regelmäßig stattfindender Teambesprechungen können für das Team relevante Themen besprochen werden. Hierzu gehören zum Beispiel:

- Weitergabe von aktuellen Informationen und Neuerungen,
- Klärung aktueller oder anstehender Probleme,
- Probleme bei der Zusammenarbeit im Team,
- Urlaubsplanung,
- Vorstellung/Eingliederung neuer Mitarbeiter/Auszubildender/Praktikanten.

Manchmal sind Teambesprechungen lediglich Vortragsveranstaltungen von Vorgesetzten. Oder es kommt nur ein kleiner Teil der Mitarbeiter, so dass am nächsten Tag alles neu besprochen werden muss. Eine schlechte Planung der Besprechung und ein fehlendes Protokoll tun ein Übriges, damit beim nächsten Mal noch weniger Mitarbeiter kommen. Eine Teambesprechung hat dann ihren Sinn verloren.

Abhängig davon, um welche Einrichtung es sich handelt und welche Themen zu besprechen sind, kann das Team ausschließlich aus Angehörigen einer Berufsgruppe bestehen, z. B. nur Pflegefachpersonen oder es setzt sich interdisziplinär zusammen.

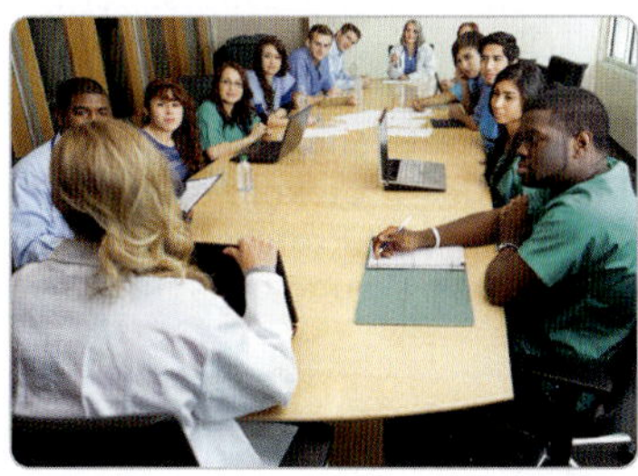

In Teambesprechungen werden aktuelle Probleme angesprochen und Informationen weitergegeben.

Vorteile von Teambesprechungen	**Mögliche Probleme bei Teambesprechungen**
• Mitarbeiter und Vorgesetzte können ihre Probleme „auf den Tisch" bringen.	• Eine Teambesprechung findet evtl. außerhalb der Arbeitszeit statt und bedeutet eine extra Anfahrt.
• Probleme, die den Arbeitsalltag belasten, werden besprochen und gelöst.	• Teamsitzungen werden evtl. nicht als Arbeitszeit anerkannt.
• Die Arbeitsatmosphäre verbessert sich.	• Jemand muss ein Protokoll anfertigen.
• Patienten profitieren von gelösten Problemen.	• Mitarbeiter profilieren sich evtl. vor Vorgesetzten.
• Man lernt Mitarbeiter und Vorgesetzte in einer anderen Gesprächssituation kennen.	• Der Vorgesetzte dominiert und Mitarbeiter trauen sich nicht, eine Gegenposition aufzubauen.

Die folgenden Hinweise zur Vor- und Nachbereitung sowie zur Moderation einer Teambesprechung können an die Einrichtungsgröße, Teamgröße, die Anzahl der zu besprechenden Themen und die zeitlichen Ressourcen der Teilnehmenden angepasst werden.

Vorbereitung der Teambesprechung

- Zwei Wochen vor der Besprechung: Bekanntgabe des Termins und Sammlung von Tagesordnungspunkten (TOP´s), z. B. per Aushang, Intranet oder E-Mail.
- Bei einer übergroßen Anzahl von gewünschten TOP´s: jedes Teammitglied kann etwa eine Woche vor dem Termin für eine festzulegende Anzahl von TOP´s eine Stimme abgeben. Die TOP´s mit den meisten Stimmen werden bei der Besprechung thematisiert.
- Etwa vier Tage vor der Sitzung: Einladung an alle Teammitglieder mit TOP´s, Ort und geplanter Dauer der Sitzung.
- Moderatorin der Teambesprechung klärt: wer kommt, wer ist verhindert? Sollen Verhinderte zu einzelnen TOP´s im Voraus ihre Meinung äußern? Gibt es Getränke, einen Imbiss?
- Festlegung einer Person, die das Protokoll der Besprechung schreibt. Sinnvollerweise schreibt diejenige Person das Protokoll, die die folgende Teamsitzung leitet. Mit der Versendung des Protokolls kann sie dann zugleich den Termin für die folgende Teamsitzung bekanntgeben.

Einladung zur Teambesprechung Station 2

07. April 20XX

Liebe Kolleginnen und Kollegen,

ich lade Sie herzlich zu unserer Teambesprechung am
Montag, 11. April 20XX um 15 Uhr im Besprechungsraum B.12
ein.

TOPs:

1. Protokoll vom 11. März 20XX und offene Punkte
2. Fortbildungs-Veranstaltungen im 2. Quartal 20XX
3. Aktuelle Informationen von Dr. Niwert zum neuen Medizinproduktegesetz
4. Ordnung in der Stationsküche

Bitte planen Sie ca. 45 Minuten ein.

Mit freundlichen Grüßen
Maria Müller

Moderation der Teambesprechung

Eine Teambesprechung zu leiten ist keine leichte Aufgabe. Darum muss die Moderation nicht immer von der gleichen Person, sondern kann auch rotieren. In vielen Fällen ist es sinnvoll, dass z. B. die Stations- oder Pflegedienstleitung einer Klinik an Teambesprechungen teilnimmt. Er oder sie muss sie aber nicht unbedingt leiten. Die Reihenfolge der Moderation kann auch in alphabetischer Folge festgelegt werden. Neue Mitarbeiter sollten erst dann mit der Leitung der Besprechung beauftragt werden, wenn Sie einige Male selbst daran teilgenommen haben.

Die Moderierenden konzentrieren sich während der Sitzung voll auf ihre Leitungsaufgabe. Ihre Aufgabe ist es, die Einhaltung von Gesprächsregeln zu überwachen und Teilnehmer anzusprechen, wenn sie dagegen verstoßen. Außerdem gehört Folgendes zur Moderation einer Teambesprechung:

- Teilnehmende einladen und Tagesordnung vorbereiten,
- Raum und Material vorbereiten,
- Teilnehmer begrüßen und Zeitpunkt für das geplante Ende der Sitzung benennen,
- Protokollführer benennen,
- TOP´s einleiten und abschließen,
- alle Teilnehmer zu Wort kommen lassen, unsachliche Äußerungen, Abschweifungen vom Thema und Störungen unterbinden,
- lange Beiträge zusammenfassen, Ergebnisse, Zielvereinbarungen und Termine festhalten und visualisieren,
- evtl. Pausen einplanen, Zeitplan einhalten,
- evtl. Termin für die nächste Sitzung finden/bekannt geben,
- Teilnehmer verabschieden.

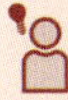

Wer eine Teambesprechung moderiert, der leitet und lenkt sie. Er entscheidet über den Gesprächsverlauf und ist für das Gelingen oder Misslingen der Besprechung mitverantwortlich.

Teilnahme an einer Teambesprechung

Auch die übrigen Teilnehmenden einer Teambesprechung haben Regeln einzuhalten. Damit die Teambesprechung erfolgreich verläuft und mit einem Ergebnis endet, sollten die Teilnehmenden ihre Argumente sachlich vortragen, statt mit Verallgemeinerungen und sog. „Killerphrasen“ zu punkten. Diese tragen ihren Namen, weil sie geeignet sind, Besprechungen „abzuwürgen“ und zu zerstören.

Häufige Arten von **Killerphrasen** sind:
- Jemanden abwerten; andere unter Druck setzen; jemanden persönlich angreifen.

„Das schafft ihr sowieso nicht".
„Wenn wir das nicht so machen wie ich gesagt habe, dann arbeite ich halt nicht mehr mit."
„Dazu fehlt uns die Zeit."
„Das haben wir schon alles versucht."

- Nicht auf Argumente anderer eingehen, sondern nur die eigenen Argumente ständig wiederholen.
- Laut werden oder andere anschreien.

Lassen Sie sich von Killerphrasen nicht beeindrucken und reagieren Sie
- indem Sie den „Angreifer" auffordern, sachlich zu bleiben.
- indem Sie Gegenfragen stellen: „Warum genau sollte das denn nicht klappen?"
- indem Sie die Killerphrase schlicht ignorieren.
- indem Sie den betreffenden TOP zu einem späteren Zeitpunkt besprechen, wenn die erhitzte Atmosphäre wieder abgekühlt ist.

Die folgenden **Gesprächsregeln** tragen zum Erfolg einer Teambesprechung bei:
- pünktlich zur Besprechung erscheinen und allen die ungestörte Teilnahme an der Besprechung ermöglichen (Anrufbeantworter an, private Mobiltelefone aus),
- auf das Gesprächsthema konzentrieren, Nebengespräche vermeiden, aktiv zuhören (siehe S. 35),
- nachfragen, wenn Aussagen anderer akustisch oder inhaltlich nicht verstanden werden,
- klare und nachvollziehbare Äußerungen tätigen,
- Beleidigungen, Killerphrasen und Verallgemeinerungen unterlassen,
- sachlich und beim Thema bleiben,
- alle Teilnehmer zu Wort kommen lassen, schweigende Teilnehmer um Stellungnahme bitten und auf konkrete Gesprächsergebnisse hinarbeiten.

Nachbereitung der Teambesprechung

- Das Protokoll schreiben (siehe S. 142),
- Ergebnisse der Teambesprechung umsetzen.

4.4 Feedbackgespräch

BUHUUU, FRAU KLOTZKE! KEINER MAG MICH!!
LASSEN SIE MICH RATEN.. FEEDBACK-GESPRÄCH MIT STATIONSLEITUNG?

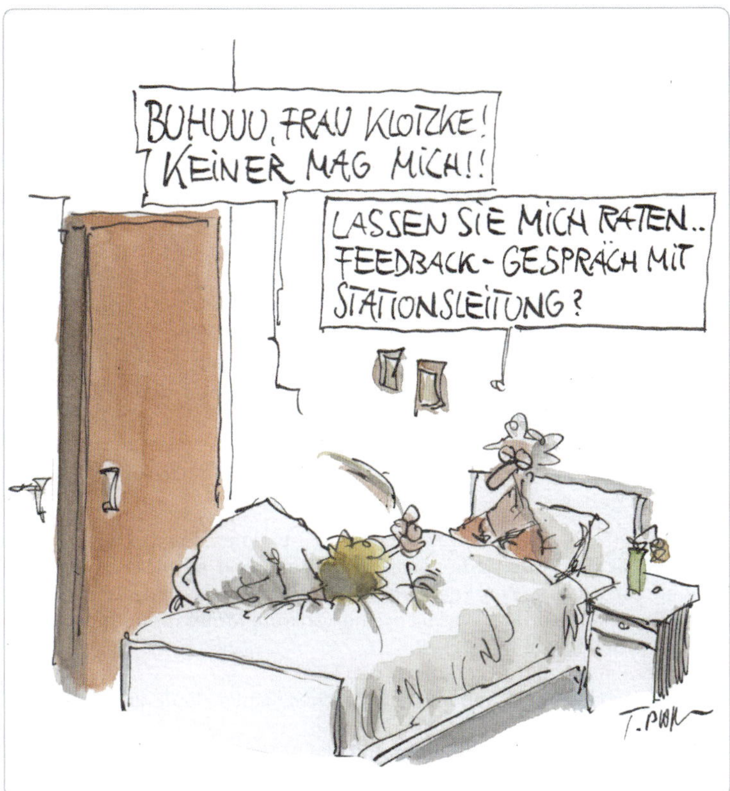

Im Berufsalltag wird unter Kolleginnen und Kollegen oft indirekt eine Rückmeldung darüber gegeben, wie man die Arbeit oder das Verhalten des anderen einschätzt. Daumen hoch, ein freundliches Augenzwinkern und schon weiß man, wie der andere in dieser Situation über einen denkt. Neben diesem indirekten, nonverbalen Feedback kommt dem strukturierten Feedbackgespräch eine große Bedeutung zu, wenn es um die Beurteilung in Mitarbeitergesprächen oder um die Bewältigung von Problemen oder Konflikten im Team geht.

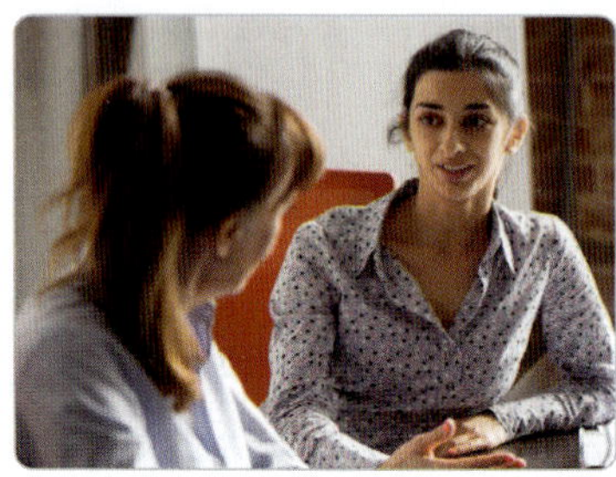

Das Feedbackgespräch sollte in ruhiger Umgebung stattfinden.

Feedback-Gespräche sollten unter vier Augen und sobald wie möglich geführt werden, nachdem z. B. ein Problem oder ein kritikwürdiges Verhalten erkannt bzw. beobachtet wurde. Es sollte nicht gewartet werden, bis weitere Situationen das „Fass zum Überlaufen" bringen.

Feedback geben

Im beruflichen Umfeld ist das wichtigste Ziel eines Feedbackgesprächs, die Qualität der Arbeit oder der Zusammenarbeit aufrecht zu erhalten oder zu verbessern. Wer Feedback gibt, sollte sich zuvor über seine Beweggründe klar werden. Was ist meine konkrete **Motivation für das Feedbackgespräch**?

- Möchte ich meinen Ärger loswerden?
- Möchte ich Feedback geben, weil manches nicht so läuft wie ich es wünsche?
- Möchte ich Feedback geben, damit der Gesprächspartner etwas verbessern kann?
- Möchte ich zeigen, dass ich es besser kann?
- Möchte ich mit dem Feedbacknehmer sprechen, um ihm zu zeigen, dass ich zufrieden mit ihm bin?

Feedbackgespräche haben das Ziel, Verhalten zu verändern, nicht die Person!

Konstruktive Feedbackgespräche sollten zunächst **positive Aspekte benennen** und anschließend darauf ausgerichtet sein, dem Feedbacknehmer durch sachliche Rückmeldung sein kritisches Verhalten aufzuzeigen. Ein Feedback sollte **mehr beschreibend als wertend** sein, da Wertungen den Feedbacknehmer unter Druck setzen. Außerdem sollte die Rückmeldung **spezifisch und nicht allgemein** ausfallen, da allgemeine Äußerungen schwieriger zu verarbeiten sind. Darüber hinaus soll ein Feedback sich ausschließlich auf Verhaltensweisen beziehen, die der Feedbacknehmer auch beeinflussen kann. Andernfalls führt das Gespräch zu Frustration.

Im Feedback-Gespräch sind „**Ich**-Botschaften" (siehe S. 38) wichtig. Mit ihnen können eigene Gedanken, Gefühle und Wünsche vermittelt werden. „Du-Botschaften" werden oft zu Anschuldigungen und sollten deshalb vermieden werden.

Aus den genannten Hinweisen ergibt sich der **Inhalt des Feedbackgesprächs**:

- Was hat der Gesprächspartner gut gemacht? Was wird an ihm geschätzt? Auch Komplimente sind Feedback!
- Was hat er nicht gut oder falsch gemacht?

„**Ich** habe in den letzten Wochen mehrmals beobachtet, dass du während der Arbeitszeit private Telefongespräche führst, die sehr lange dauern."

- Worüber ärgere ich mich? Was stört mich? Hierbei das wahrgenommene Verhalten und die dadurch entstandenen Störungen/Empfindungen/Gefühle beschreiben.

„**Mich** stört das bei meiner Arbeit, denn ich kann mich dann nicht konzentrieren. Mir sind deshalb schon einige Fehler bei der Dokumentation am PC unterlaufen."

- Nachfragen, ob der Feedbacknehmer das Feedback verstanden hat und ob er es nachvollziehen kann.

„Kannst du meine Kritik nachvollziehen?"

- Welches Verhalten wünsche ich für die Zukunft? Konkret verabreden, wie das gewünschte Verhalten zukünftig aussehen kann.

„**Ich** möchte gern, dass du die privaten Telefonate zukünftig außerhalb der Arbeitszeit führst oder wenn ich Pause habe."

- Denken Sie daran, auch positives Feedback zu geben. Üben Sie, die Stärken anderer hervorzuheben und Dinge zu benennen, die „gut gelaufen" sind. Ihr Gegenüber fühlt sich dadurch wertgeschätzt und motiviert. Er erfährt, dass Sie nicht nur reagieren, wenn etwas „schiefgelaufen" ist.

- „**Ich** habe den Eindruck, du hast dir meine Kritik wegen der privaten Telefongespräche zu Herzen genommen. Ich finde, das läuft jetzt viel besser. Danke."
- „Ihre Pflegeplanung für Herrn Berger habe ich gelesen. **Ich** finde, sie ist Ihnen gut gelungen, wirklich!"

Gehen Sie respektvoll miteinander um. Ein Feedbackgespräch sagt genauso viel über den Feedbackgeber aus, wie über den Feedbacknehmer.

Feedback empfangen

Feedback zu empfangen ist manchmal nicht leicht. Es handelt sich oftmals um Kritik am eigenen Verhalten, welches leicht als Angriff auf die Person interpretiert wird. Bestimmte Techniken helfen, mit Feedback zielgerichtet umzugehen.

- Versuchen Sie ruhig zu bleiben, atmen Sie tief durch. Lassen Sie Ihren Gesprächspartner ausreden.
- Gehen Sie nicht in eine Rechtfertigungs- oder Verteidigungsposition. Ein Feedback kann man nicht „wegdiskutieren".

Kein Feedback auf ein Feedback! Ein Feedbackempfänger soll nur zuhören, um so die Sichtweise des anderen zu erkennen.

- Vielleicht gelingt es Ihnen, Wertschätzung für das Feedback auszudrücken, dafür, dass der Feedbackgeber den Mut und die Zeit aufbringt, mit Ihnen über Ihr Verhalten zu sprechen.

„Also, eigentlich ist es ja wirklich ganz gut, dass wir mal darüber sprechen können."

- Teilen Sie dem Gegenüber ehrlich mit, was das Feedback in Ihnen auslöst.

„Das wundert mich. Das hätte ich nicht gedacht."

- Geeignete Techniken zum Nachfragen nutzen (siehe S. 39).

Geschlossene Fragen zur Verständniskontrolle „Meinst du, dass ich zukünftig ...?“; **Offene W-Fragen**, um das erhaltene Feedback zu präzisieren „Wie könnte ich deiner Meinung nach ...?“

- Öffnen Sie vor allem Ihre „Selbstoffenbarungs- und Appell-Ohren“ (siehe S. 18). Versuchen Sie herauszuhören, in welcher Verfassung sich der Feedbackgeber befindet und was er von Ihnen erwartet.
- Beurteilen Sie das Gespräch und teilen Sie mit, ob und was Sie zukünftig ändern möchten.

„Dieses Gespräch war hilfreich für mich. Ich hätte gar nicht gedacht, dass mein Verhalten so rüberkommt. Dann werde ich in Zukunft versuchen, ...“

- Bedanken Sie sich für das Feedbackgespräch.

Eine Feedback-Variante ist das gegenseitige **Feedbackgespräch nach der „Start-Stopp-Keep-Methode“**. Hierbei bringt jeder der beiden Teilnehmer mindestens ein Thema für die drei Aspekte für die andere Person mit.

- Start: Was soll der andere künftig tun?
- Stopp: Was soll der andere künftig nicht (mehr) tun?
- Keep: Was soll der andere künftig weiterhin tun, weil man es bereits an ihm schätzt?

  Beide Teilnehmenden sollten zu jedem Aspekt mindestens ein Thema anbringen, auch wenn es Mitarbeitenden womöglich schwerfällt, einer Vorgesetzten mitzuteilen, was sie künftig unterlassen soll.

4.5 Konfliktgespräch

Überall dort wo Menschen miteinander arbeiten, können auch Konflikte entstehen. Manche entstehen durch Missverständnisse, die sich schnell aufklären lassen. Andere Konflikte und deren Lösungen sind notwendig, um unter sich verändernden Rahmenbedingungen weiterhin gemeinsam agieren zu können. Man kann verschiedene Konfliktarten unterscheiden. Manche von ihnen, z. B. der Rollenkonflikt, treten besonders häufig in den Arbeitsbereichen der Medizin, Gesundheit und Pflege auf. Hier wirkt besonders die hohe Fluktuation beim Personal konfliktfördernd.

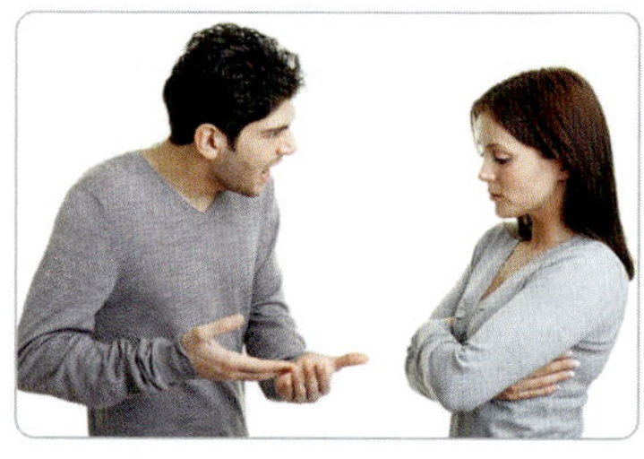

Im Berufsalltag entstehen häufig Sach- und Beziehungskonflikte mit großer emotionaler Beteiligung.

Häufige Konfliktarten

Art des Konflikts	Kennzeichen
Innerseelischer Konflikt	• Entwickelt sich im Inneren einer Person, z. B. Konflikte der Pubertät oder des Alters. • Lässt sich anderen nicht so leicht erklären. • Macht es manchmal nötig, therapeutische Hilfe in Anspruch zu nehmen.
Sachkonflikt	• Bei ihm geht es nur um die Sache. Wer darf in den Osterferien Urlaub nehmen? Wer besucht die Fortbildung? • Auch wenn es „nur" um die Sache geht: Selbstoffenbarungs- und Beziehungsaspekte (siehe S. 18) beeinflussen die Austragung eines Sachkonflikts maßgeblich.
Beziehungskonflikt	• Entsteht, wenn eine Person oder Gruppe die andere missachtet, benachteiligt, verletzt oder diese sich so behandelt fühlt. Eine Pflegfachperson sieht sich bei der Dienstplangestaltung andauernd von der Stationsleitung benachteiligt.

Art des Konflikts	Kennzeichen
Rollenkonflikt	Ergibt sich vor allem dann, wenn • Rollen gewechselt werden.
	Ein Pflegefachmann wird zur Pflegedienstleitung ernannt.
	• eine Person die Rolle des anderen nicht akzeptiert.
	Die ehemaligen Kolleginnen des Pflegedienstleiters halten ihn für die PDL-Funktion für nicht qualifiziert.
	• eine Person ihrer (neuen) Rolle objektiv nicht gerecht wird oder • sie selbst ihre (neue) Rolle nicht akzeptiert.
Verteilungskonflikt	Bei ihm dreht es sich oftmals um Meinungsverschiedenheiten zu Themen wie etwa • Gehalt
	„Warum erhält die Kollegin eine Zulage und ich nicht?"
	• Anerkennung
	„Die Stationsleitung hat für die Frühschicht immer ein lobendes Wort übrig, uns hingegen scheint sie gar nicht zu beachten."
	• Ausstattung
	„Die neuen Betten bekommt mal wieder zuerst die Station 2, wir müssen weiterhin mit den alten Betten arbeiten."
Zielkonflikt	• Bei diesem Konflikt geht es um die Frage, welches Ziel verfolgt werden soll und welcher Weg dorthin der richtige ist. Es müssen Prioritäten gesetzt werden.
	Die Betreiber eines ambulanten Pflegedienstes sind darüber uneins, ob zukünftig auch Beatmungspatienten angenommen werden sollen oder nicht.
Wahrnehmungs- bzw. Beurteilungskonflikt	• Es ist im Alltag normal, dass eine Person eine Sachlage anders wahrnimmt und beurteilt als jemand anderes. Ein Konflikt entsteht daraus immer dann, wenn eine Person sagt, sie habe mit ihrer Beurteilung recht und der andere unterliege einem Irrtum. Man kann also sagen, dass jeder Konflikt in gewisser Weise auch ein Wahrnehmungskonflikt ist.

Stufen eines Konflikts
7: Direkter Angriff durch Beleidigungen und Provokationen. Ziel: Ein Sieg über den Gegner im Konflikt
6: Indirekter Angriff durch Gerüchte, Intrigen usw.
5: Polarisierung, Aufbau eines Feindbildes, Schwarz-Weiß-Denken
4: Verhärtung, Entscheidung zur Fortführung des Konflikts
3: Die Situation wird als Konflikt erkannt. Mögliche Konsequenzen: Versöhnen, verdrängen oder verhärten
2: Spannungen werden deutlich
1: Konfliktanlass, es entsteht eine Meinungsverschiedenheit

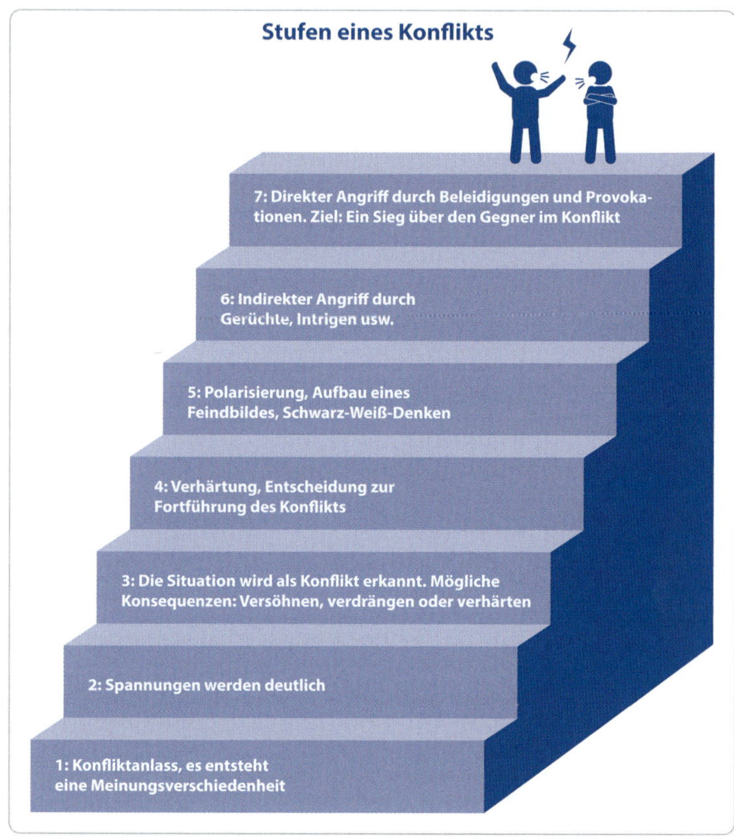

Lösungsmuster bei Teamkonflikten

Es gibt keine ideale Regel zur Lösung aller Konflikte. Allerdings lassen sich immer wieder bestimmte Lösungsmuster erkennen, die Menschen zur Bearbeitung oder Lösung von Konflikten im Team anwenden. Die folgenden Lösungsmuster bei Konflikten im Team richten sich nach G. Schwarz (2013).

Lösungsmuster bei Konflikten					
Konfliktvermeidung, Flucht	**Unterdrückung, Vernichtung**	**Unterwerfung, Unterordnung**	**Delegation der Entscheidung an Dritte**	**Kompromiss**	**Konsens**
Konflikt wird geleugnet, verdrängt oder aufgeschoben.	Teammitglieder werden unter Druck gesetzt, ausgegrenzt, gemobbt, gekündigt.	Die Konfliktpartei mit weniger Macht bzw. Ressourcen erhält gewisse Vorteile durch (teilweises) Nachgeben bzw. Unterordnen.	Teammitglieder rufen nach autoritärer Entscheidung durch Dritte, z. B. Vorgesetzte, Mediatoren oder Richter.	Entgegenkommen beider Seiten, (Teil-)Einigung in bestimmten Bereichen.	Gemeinsame Lösung in allen Konfliktpunkten. Vollständige Konfliktbewältigung.

Konflikte im Gespräch bewältigen

Die Rahmenbedingungen

In einem Konfliktgespräch soll der Konflikt konstruktiv bearbeitet werden und nach Möglichkeit in einen Kompromiss oder Konsens überführt werden. Ziel ist die gemeinsame Lösung, ohne einem der Beteiligten eine Niederlage zuzufügen. Dazu müssen diese zu einem Gespräch bereit sein. Dessen Rahmenbedingungen sollten zuvor gemeinsam geklärt werden.
- Zeitpunkt und Ort/Raum des Gesprächs,
- Anzahl und Auswahl der Teilnehmer,
- Moderator ja/nein,
- falls ja: auf einen Moderator einigen.

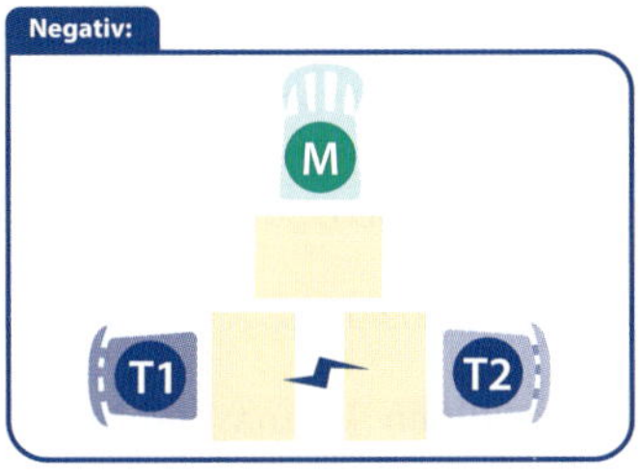

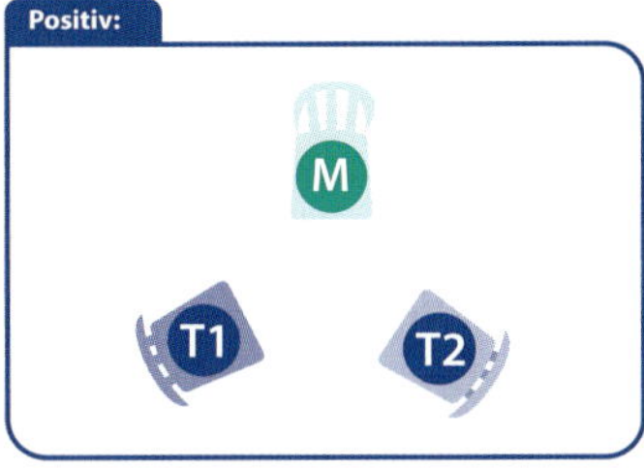

Die Sitzordnung kann ein Konfliktgespräch positiv beeinflussen, indem sie die Konfrontation nicht nachbildet.

Die Durchführung

Für die Durchführung bzw. Moderation von Konfliktgesprächen hat sich folgender Ablauf bewährt:

1. **Den Konflikt benennen**
   Konflikt offen aussprechen, nicht nur andeuten oder umschreiben. Ich-Botschaften senden, Du-Botschaften vermeiden (siehe S. 38 und 120).
2. **Wünsche und Bedürfnisse formulieren und akzeptieren**
   Beide Seiten formulieren ihre Absichten, Wünsche und Bedürfnisse. Sie sind in der Lage, die Wünsche der anderen Seite zu erkennen und zu akzeptieren.
3. **Lösungsvorschläge sammeln**
   Verschiedene Lösungsvorschläge sammeln, evtl. visualisieren.
4. **Einigung auf einen Kompromiss oder Konsens**
   Eine für beide Seiten akzeptable Lösung finden. Keine „faulen Kompromisse" eingehen, die den Konflikt nur scheinbar lösen.
5. **„Probezeit" vereinbaren**
   Die Situation nach einem festgelegten Zeitraum gemeinsam überprüfen und bewerten. Lösungsweg bei Bedarf anpassen.

Auf verbale Angriffe reagieren

Eine besondere Form des Konfliktgesprächs entsteht dann, wenn Patienten, Klienten oder Angehörige sich z. B. über die Einrichtung, die Mitarbeiter oder deren Arbeitsweise beschweren. Damit das Gespräch nicht „auf die schiefe Bahn" gerät, indem Argumente unsachlich vorgetragen oder gar Drohungen ausgesprochen werden, kann die **HAIFA-Formel** angewendet werden. Mit ihrer Hilfe kann professionell auf verbale Angriffe reagiert werden. Außerdem sollten Gesprächshemmer vermieden und Gesprächsförderer genutzt werden (siehe S. 51).

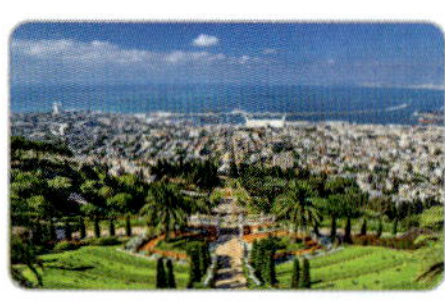

Haifa, israelische Stadt am Mittelmeer.

Halt	Atmen Sie tief durch. Denken Sie nach, bevor Sie etwas sagen.
Anerkennung	Sagen Sie dem anderen etwas Positives, Anerkennendes.
Interesse	Zeigen Sie Interesse am strittigen Thema und hören Sie gut zu.
Fehler zugeben	Geben Sie ggf. eigene Fehler ehrlich zu, ohne unnötig zu resignieren.
Angebot machen	Unterbreiten Sie dem Gesprächspartner ein ehrliches Angebot. Formulieren Sie einen Vorschlag, um die entstandene Spannung zu lösen.

4.6 Kommunikation in Notfallsituationen

ALSO NOCHMAL .. WER SOLL JETZT WAS MACHEN ??
ALSO ICH DACHTE VIELLEICHT...
NÖNÖ!
SOLLEN WIR VIELLEICHT NOCH EINMAL GANZ IN RUHE ...
HALLÖCHEN !!!
NOTAUFNAHME

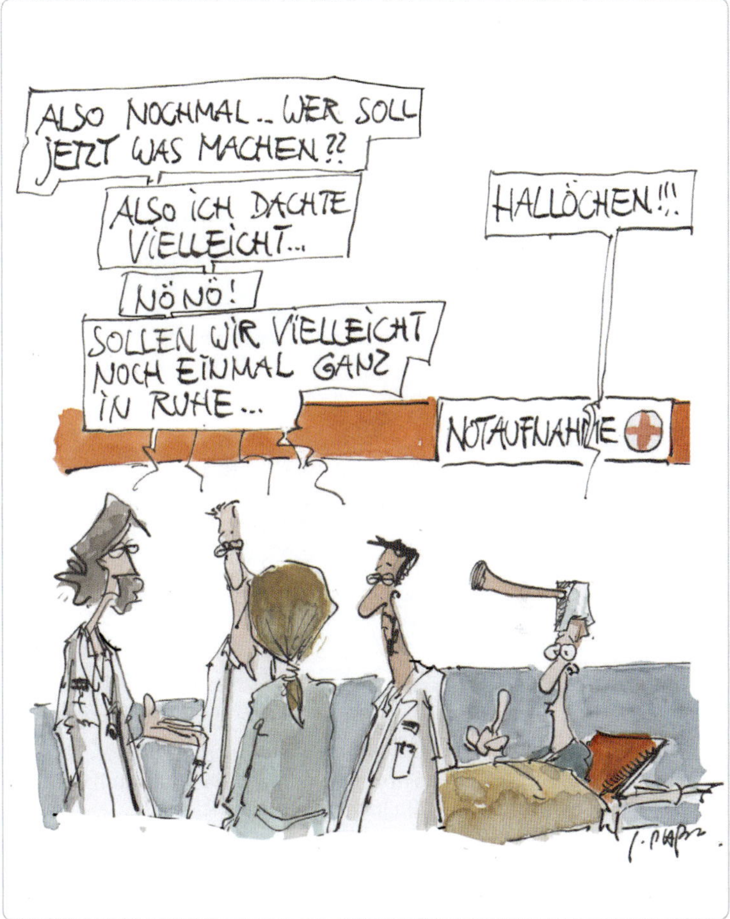

Aus Fehlern lernt man. Das ist wahr. Und zwar unabhängig davon, in welchem beruflichen Umfeld sie gemacht werden. Dennoch gibt es einen Unterschied: Der Lernerfolg durch Fehler wird in Gesundheitsberufen unter Umständen teuer erkauft: Hier können Fehler oft nicht rückgängig gemacht werden und zu irreversiblen Schäden bei Menschen führen. Insbesondere Notfallsituationen sind durch eine hohe Komplexität und

Informationsdichte gekennzeichnet. Die Situation ruft bei allen Beteiligten einerseits Motivation und Aufmerksamkeit hervor, andererseits aber auch Stress. In der Notaufnahme oder auf der Intensivstation unter Zeitdruck schnell und fehlerfrei handeln zu müssen, begünstigt das Auftreten von Missverständnissen, Konflikten und Fehlern. In der medizinischen Versorgung von Patienten haben sie jedoch oft schwerwiegende Folgen. Die Qualität der Kommunikation unter den Mitarbeitenden während der Behandlung von Notfallpatienten ist deshalb von entscheidender Bedeutung.

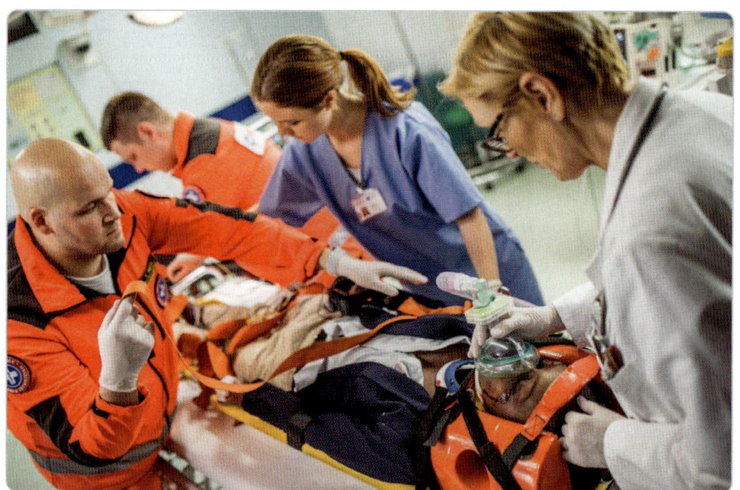

In der Notaufnahme muss unter Zeitdruck fehlerfrei gearbeitet werden. Hier können kleine Fehler schwerwiegende Folgen haben.

Verschiedene **Kommunikationsstörungen** können das Auftreten von Fehlern in der Behandlung von Notfallpatienten begünstigen:

- Es wird zu leise, zu laut, zu undeutlich oder zu schnell gesprochen. In der Folge werden Anweisungen oder Informationen nicht oder falsch verstanden.
- Es werden zu viele Aufforderungen, Fragen, Dosierungsanweisungen usw. nacheinander in schneller Folge gegeben. Die Gefahr ist groß, dass wichtige Details verloren gehen.

„Wir intubieren! Trapanal, Supra 1 Milliliter und Esmeron aufziehen. Schnell. Und schon mal auf der Intensiv Bescheid sagen. Wo bleibt das Laryngoskop? Wie ist die Sättigung?"

- In Stresssituationen neigen manche Mitarbeiter im Team zu einem aggressiven Tonfall.

„Los, was ist jetzt?! Sauerstoffsättigung hab´ ich gesagt!"

- Manche Teammitglieder fühlen sich dann persönlich angegriffen und reagieren ihrerseits gereizt. Andere Teammitglieder reagieren auf Stress wortkarg. Sie äußern ihre Beobachtungen und Bewertungen zur Notfallsituation nicht, sondern arbeiten lieber schweigend. So entsteht ein Informationsdefizit im Team.
- Unklare Anweisungen können dazu führen, dass sich entweder die falsche Person oder niemand angesprochen fühlt.

„Könnte mal jemand den Druck messen?"; „Ich würde gern mal den Herzschrittmacher-Ausweis sehen."; „Mehr Konzentration bitte!"

- Komplementäre Beziehungen der Gesprächspartner zueinander (siehe S. 16) können dazu führen, dass Bedenken nicht geäußert oder beobachtete Fehler aus Angst vor der fehlerhaft handelnden Autoritätsperson nicht benannt werden.
- Rollen und Aufgaben im Team sind nicht klar verteilt. Dies führt zu unklaren Verantwortlichkeiten und somit zu Verzögerungen im Handlungsablauf.

Das" 10-für-10-Prinzip"

Eine Möglichkeit für gelingende Kommunikation in Notfallsituationen zu sorgen – besonders in der Notaufnahme und auf Intensivstationen – besteht darin, dass „10-für-10-Prinzip" anzuwenden. Dem Fehler verursachenden Zeitdruck wird entgegengewirkt, indem alle Notfallteam-Mitglieder in der kurzen Dauer von etwa 10 Sekunden alle Informationen, Vorschläge und Bedenken äußern, die für die Therapie in den kommenden 10 Minuten von Bedeutung sein können.

Das 10-für-10-Prinzip wird angewendet

- zu Beginn einer Notfallbehandlung,
- wenn das Team das Gefühl hat, sich in einer therapeutischen Sackgasse zu befinden oder glaubt, dass die Behandlung keinen Erfolg hat,
- wenn Chaos die Szene beherrscht.

Kommunikationsprozess in Notfallsituationen	
1	Anwendung des 10-für-10-Prinzips
2	Der Teamleiter entscheidet daraufhin über das weitere Vorgehen. Er gibt Anweisungen an Mitarbeiter in knappen und klar verständlichen Worten und in ruhigem Tonfall: *Was* ist zu tun? *Wer* soll es tun?
3	Mitarbeiter bestätigt die Info. Das ist wichtig für die Teamleitung, damit sie weiß, dass die Anweisung richtig angekommen ist. Mitarbeiter setzt die Anweisung um.
4	Bei Uneinigkeit oder Vorschlägen aus dem Team: • Hinweise oder Vorschläge kurz und klar äußern. • Teamleiter stimmt zu oder lehnt ab. • Keine Begründung oder Diskussion. Diese kann in der Nachbesprechung erfolgen.
5	Nachbesprechung: Jedes Teammitglied hat die Möglichkeit, Fragen, Unstimmigkeiten oder Emotionen anzusprechen.

Kommunikationsregeln für den Notfall gelten gemeinsam für den ärztlichen und pflegerischen Dienst.

4.7 Supervision

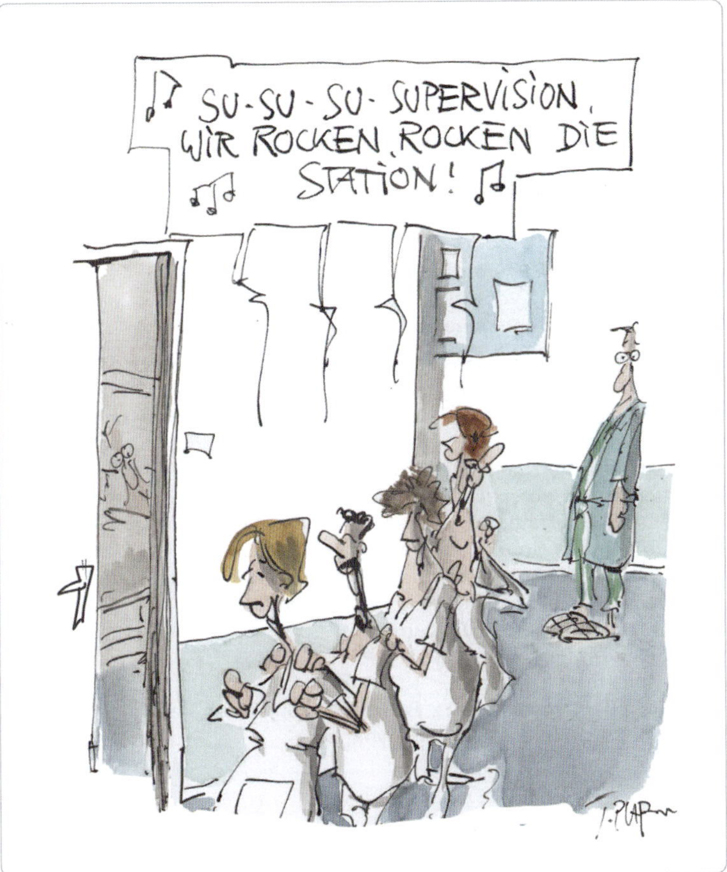

In vielen sozialen, medizinischen und pflegerischen Einrichtungen ist die Supervision (lat. = Überblick) mittlerweile zum festen Bestandteil der Arbeit geworden. Sie ist eine Form der Beratung der Mitarbeitenden und **dient der Selbstreflexion**. Das Verfahren wird von einem Außenstehenden, dem sog. „Supervisor", geleitet. Er ist zur Verschwiegenheit verpflichtet. Es gibt Einzel-, Gruppen und Team-Supervision. Die Teams können mono- oder multiprofessionell zusammengesetzt sein.

Ziele der Supervision können die Anhebung der Qualität der Arbeitsprozesse, die Verbesserung der Zusammenarbeit oder der sozialen und kommunikativen Kompetenzen der Mitarbeitenden bzw. des Teams sein.

Supervision ist in der Regel kein punktueller oder einmaliger Vorgang, sondern **ein andauernder Prozess**. Oft geht es bei der Supervision darum,

- die praktische Zusammenarbeit im Team zu verbessern,
- Arbeitsabläufe, Aufgaben und Rollen bei der Arbeit zu klären,
- Beziehungen im Team oder zwischen Pflegefachpersonen und Patienten zu klären,
- Konflikte im Team zu entschärfen,
- Teamentwicklung voranzubringen,
- Kommunikation untereinander zu verbessern.

Der Supervisor hat zunächst die Aufgabe, gemeinsam mit den Teilnehmenden die Rahmenbedingungen, wie Anzahl der Teilnehmer, Ort, geplante Frequenz/Anzahl der Sitzungen, Dauer und Rahmenbedingungen festzulegen und für deren Einhaltung zu sorgen. In den folgenden Supervisionsgesprächen sollen die Teilnehmenden ihr berufliches Handeln reflektieren und Vorschläge oder Strategien zur Lösung ihrer Probleme erarbeiten. Dies kann mit unterschiedlichen Methoden, z. B. Rollenspielen, erfolgen. Der Supervisor nimmt sich dabei stets zurück, schlägt nach Möglichkeit keine Lösungen von sich aus vor und bewertet das Handeln der Akteure nicht. Die Supervision ermöglicht die Sicht auf Probleme aus vier verschiedenen Perspektiven:

- die Sicht der Person,
- ihre Rolle im Berufsleben,
- die Sicht der Organisation, z. B. des Krankenhauses, des Seniorenheims,
- die Sicht des Patienten bzw. Bewohners.

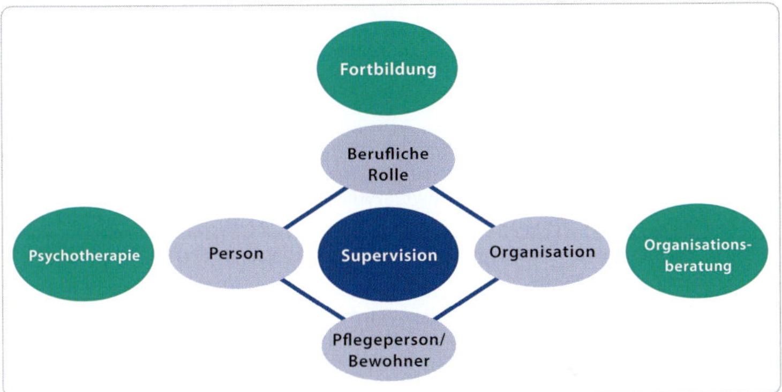

In der Pflege ist die **Fallsupervision** die häufigste Form der Supervision. Bei ihr geht es darum, das eigene Rollenverständnis, die sich daraus ergebenden Handlungen, die beruflichen bzw. organisatorischen Anforderungen und die Beziehung zum Patienten/Bewohner anhand konkreter Fälle zu thematisieren. Dadurch werden verschiedene Kompetenzen gefördert:

- Methoden zur Stressbe- und verarbeitung anwenden,
- Burn-out vorbeugen,
- Kooperationsfähigkeit verbessern,
- Problembewusstsein erhöhen,
- Mobbing vermeiden,
- konstruktiv miteinander streiten,
- Entscheidungsprozesse befördern.

4.8 Kollegiale Beratung - Intervision

Schwierige Kommunikationssituationen, z. B. mit herausfordernden Patienten, Angehörigen oder Mitarbeitenden sind in der Pflege keine Seltenheit. Da ist es naheliegend, sich Rat bei Kolleginnen und Kollegen einzuholen. Die kollegiale Beratung kann unstrukturiert und spontan erfolgen oder strukturiert, z. B. in Form der Intervision. Manchmal ergibt sich die Intervision als Fortsetzung oder Weiterentwicklung der Supervision (siehe S. 133). Die Teammitglieder sprechen bei der Intervision in einem **phasenstrukturierten Beratungsgespräch** über einen bestimmten Fall und unterbreiten dem ratsuchenden Teammitglied hierzu Ideen und Vorschläge. Beim Prozess der Intervision bleibt man unter sich - im Unterschied zur Supervision, bei der ein externer Supervisor die Leitung innehat. Eine Intervision erfordert von allen Teilnehmenden ein hohes Maß an

Eigenverantwortung, kommunikativer Kompetenz und die Kenntnis der Phasenstruktur.

Phase	Beratungsverlauf
1	**Klärung**: Wer moderiert die Intervisionssitzung? Wer protokolliert? Wer bringt „seinen" Fall in das Gespräch ein? Wer beobachtet und berät? Der Moderator führt durch den weiteren Beratungsverlauf.
2	**Erzählung**: Der Fallgebende beschreibt seinen Fall kurz und verständlich. Alle Teilnehmenden haben im Anschluss die Möglichkeit, Fragen zum Verständnis des Falls zu stellen.
3	**Frage**: Der Fallgebende formuliert eine konkrete Frage/seinen Beratungswunsch an die Teilnehmenden, z. B.: „Ich möchte wissen, wie ich in der beschriebenen Situation zukünftig handeln sollte".
4	**Methode**: Unter Anleitung des Moderators wird gemeinsam die Gesprächs- bzw. Austauschmethode festgelegt, z. B. Kurzkommentare zum Fall, mündliche Erzählung von Erinnerungen an ähnliche Situationen, mündliches oder schriftliches Brainstorming (Flip-Chart, Moderationskarten) zu Lösungsvorschlägen usw.
5	**Beratung**: Auf der Grundlage der gewählten Beratungsmethode unterbreiten die Teilnehmenden ihre Ansichten, Anregungen, Ideen und Lösungsvorschläge, immer im Hinblick auf die gestellte Frage (siehe Phase 3). Der Protokollierende notiert diese.
6	**Abschluss**: Der Protokollant übergibt die Notizen an den Fallgebenden. Dieser gibt den Teilnehmern eine erste Rückmeldung zu den Vorschlägen und bedankt sich bei ihnen. Die Teilnehmer können abschließend ihre Eindrücke zur Intervisionssitzung äußern.

Intervisionsphasen der kollegialen Beratung (nach Tietze, 2003).

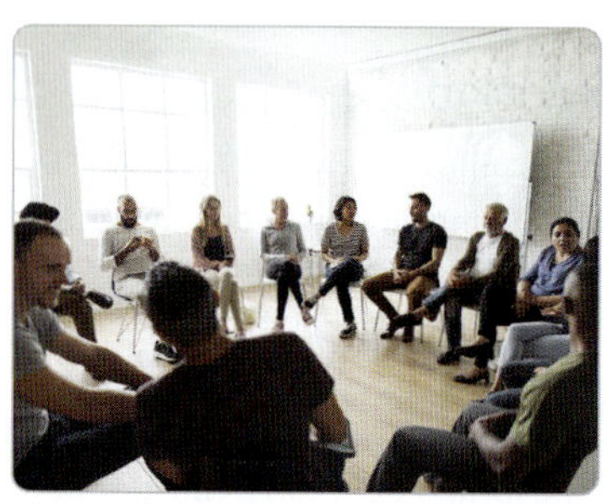

Bei einer Intervisionssitzung können die Teilnehmer einer ratsuchenden Person ihre Ansichten und Lösungsvorschläge unterbreiten.

Die Dauer einer Intervisionssitzung soll ca. 1 Stunde nicht überschreiten.

5 Schriftlich kommunizieren

5.1 Pflege dokumentieren

GESTERN ABEND:
KÖNNTEN SIE DA EIN WENIG LICHT INS DUNKEL BRINGEN?
NUR DER SPÄTDIENST WEIß, WAS PASSIERT IST...

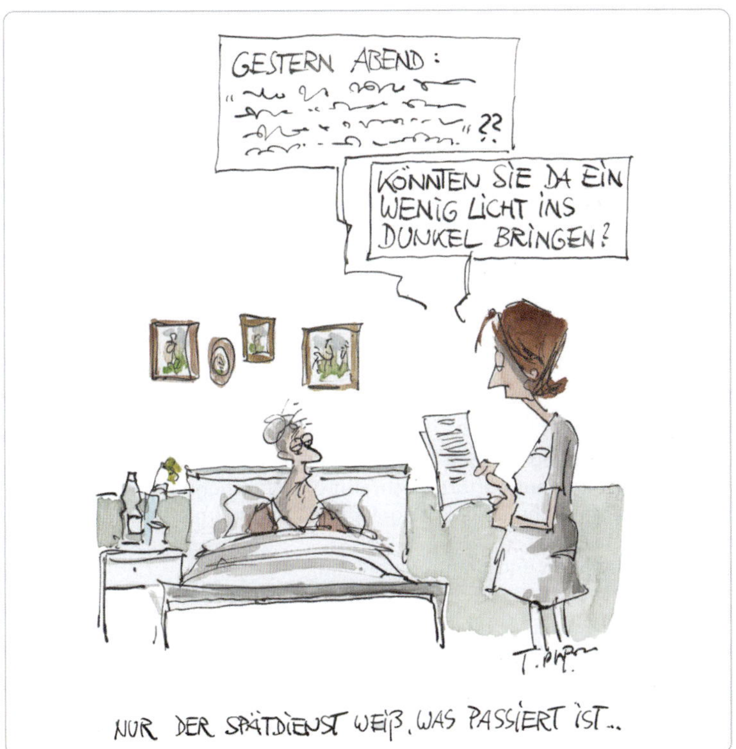

Dokumentieren – Warum?

Der Träger einer medizinischen oder pflegerischen Einrichtung ist gemäß § 630f des Bürgerlichen Gesetzbuches (BGB) verpflichtet, Aufzeichnungen über pflegerische und qualitätssichernde Maßnahmen sowie deren Ergebnisse schriftlich oder elektronisch zu dokumentieren. Dementsprechend erwähnt auch das Pflegeberufegesetz (PflBG) die Dokumentation von Pflegeleistungen als Ausbildungsziel. Letztlich dient die Pflegedokumentation der optimalen pflegerischen Versorgung des Patienten.

Ziel der Pflegedokumentation ist es also
- die Patientenversorgung zu optimieren,
- die Pflegequalität zu sichern,
- den Zustand des Patienten im Verlauf darzustellen,
- die Kommunikation mit Kolleginnen und Kollegen zu vereinfachen,
- die Durchführung von Maßnahmen nachzuweisen,
- die Einrichtung und Pflegefachpersonen gegen Haftungsansprüche abzusichern.

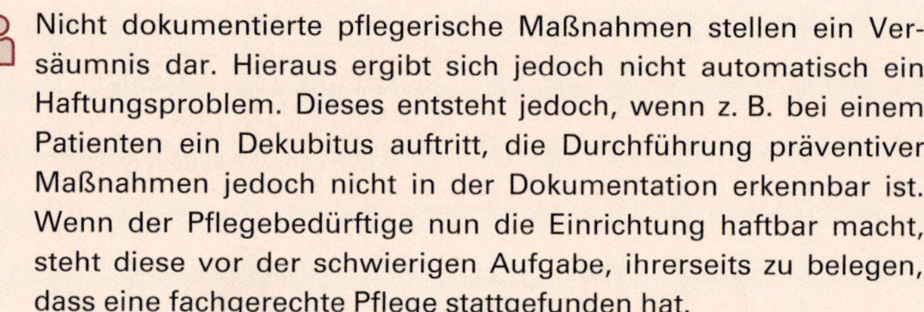

Nicht dokumentierte pflegerische Maßnahmen stellen ein Versäumnis dar. Hieraus ergibt sich jedoch nicht automatisch ein Haftungsproblem. Dieses entsteht jedoch, wenn z. B. bei einem Patienten ein Dekubitus auftritt, die Durchführung präventiver Maßnahmen jedoch nicht in der Dokumentation erkennbar ist. Wenn der Pflegebedürftige nun die Einrichtung haftbar macht, steht diese vor der schwierigen Aufgabe, ihrerseits zu belegen, dass eine fachgerechte Pflege stattgefunden hat.

Dokumentieren – Womit?

Im Verlauf der pflegerischen Versorgung eines Patienten sind meist verschiedene **Dokumente** erforderlich, um die Wahrnehmungen, Beobachtungen und Maßnahmen der Pflegefachfrauen und -männer zu dokumentieren. Meist sind es
- Anamnesebogen und Stammdatenblatt,
- Pflegebericht,
- Verlaufskurven,
- Durchführungs- und Leistungsnachweis,
- Assessmentbögen, z. B. zum Dekubitusrisiko,
- Skalen, z. B. zur Schmerzerfassung,
- Maßnahmenplan, Tagesstrukturplan, Pflegeplanungsbogen.

Um den Dokumentationsaufwand zu reduzieren, arbeiten Einrichtungen zunehmend mit der strukturierten Informationssammlung (siehe S. 67), deren Inhalte in einen Maßnahmenplan münden. Die SIS erfasst Informationen zu den Themenfeldern
- Kognition und Kommunikation,
- Mobilität und Bewegung,
- krankheitsbezogene Anforderungen und Belastungen,
- Selbstversorgung,
- Leben in sozialen Beziehungen und
- für die ambulante Pflege zusätzlich den Bereich Haushaltsführung.

Ein zentrales Dokument in der täglichen Pflege ist der **Pflegebericht**. Aus ihm geht der aktuelle Zustand des Patienten hervor. Erstmalig auftretende Probleme und die daraus resultierenden Maßnahmen werden hier dokumentiert, sofern noch kein länger andauerndes Pflegeproblem anzunehmen ist, welches in die Pflege- bzw. Maßnahmenplanung aufgenommen wird. Auch Abweichungen von der Planung werden im Pflegebericht dokumentiert. Maßnahmen, die regelmäßig stattfinden, werden im Durchführungs- und Leistungsverzeichnis durch die jeweiligen Pflegefachpersonen abgezeichnet.

Dokumentation

- Die Dokumentation einer pflegerischen Tätigkeit muss zwingend von der Person durchgeführt werden, die sie durchgeführt hat. Ausnahme ist die Dokumentation durch Pflegefachpersonen, wenn bestimmte Tätigkeiten von Auszubildenden oder Praktikanten durchgeführt wurden.
- Gehen Sie in Ihrer Einrichtung einheitlich mit Fragen zur Dokumentation um. Dies erleichtert im Bedarfsfall das Auffinden von Informationen.

Dokumentieren – Was?

Neben den Fragen, warum und mit welchen Dokumenten die Pflegedokumentation durchzuführen ist, stellt sich in der täglichen Pflegepraxis oft die Frage, was zu dokumentieren ist und was nicht zu dokumentieren ist. Grundsätzlich gilt:

- Es wird dokumentiert, was mit den Sinnen (sehen, hören, fühlen, riechen) wahrgenommen bzw. beobachtet wurde. Außerdem Messergebnisse wie Blutdruck- und Blutzuckerwerte etc.
- Es wird dokumentiert, was getan wurde.
- Es werden nur solche Wahrnehmungen, Beobachtungen, Messergebnisse und Tätigkeiten dokumentiert, die für Zustand und die Versorgung des Pflegebedürftigen wichtig sind.

Beobachtung: Ein 11-jähriger Junge wird mit der Diagnose „Akutes Abdomen" in der Klinik aufgenommen. Bei der Körperpflege fallen der Pflegefachperson multiple Hämatome und Wunden in unterschiedlichen Heilungsstadien am ganzen Körper des Jungen auf. Im Pflegebericht dokumentiert sie mit neutralen Worten deren Lokalisation, Größe und Aussehen (siehe Beispiel: Dokumentation von Wunden). Über ihre Beobachtungen sowie ihren Verdacht auf

mögliche Misshandlungen informiert sie den diensthabenden Arzt anschließend in einem Gespräch.
Beispiel: Dokumentation von Wunden: Wunden ggf. nummerieren und nach Wundreinigung zu Dokumentationszwecken regelmäßig fotografieren (mit gleicher Perspektive, Abstand, Belichtung, Erstellungsdatum, Patientendaten, Lineal zum Größenvergleich), Zeitpunkt der ersten Entdeckung, Beschreibung von Wundumfang, -grund, -tiefe und -rand (z. B. geschwollen, nekrotisch), Menge, Farbe, Konsistenz und Geruch von Wunde oder Exsudat, Beläge (ja/nein), Hautfarbe und -zustand, Wundumgebung, Entzündungszeichen (ja/nein), Empfindungen des Pflegebedürftigen (z. B. Schmerzen), Art der Beeinträchtigung, Schonhaltung (ja/nein), Zeitpunkt und Art der Wundversorgung, ggf. Zeitpunkt und Art durchgeführter Beratung oder Anleitung, ggf. Zeitpunkt und Name des informierten Arztes.

Relevanz: Herr Berger, 55 Jahre, Zustand nach Arthroskopie re. Kniegelenk: Im Fall von Herrn Berger ist es eher unerheblich, ob er postoperativ um 13.00 Uhr oder um 13.30 Uhr 100 ml oder 200 ml Mineralwasser getrunken hat. Im Fall einer 86-jährigen, multimorbiden Patienten mit Zystitis, bei der ein Trinkprotokoll geführt wird, kommt denselben Informationen in der Dokumentation eine große Bedeutung zu.

Auch Äußerungen von Patienten oder deren Angehörigen können ggf. wörtlich zitiert werden. In der Dokumentation sollten sie durch Anführungszeichen („…“) gekennzeichnet werden.

Auf die Wahrnehmung und Beobachtung folgt in der Regel die **Durchführung einer Maßnahme**. Sie soll den Zustand des Patienten erhalten oder verbessern. Hierzu dokumentiert die Pflegefachperson

- Was wurde durchgeführt?
- Wann?
- Womit (Hilfsmittel)?
- Wie oft, wie lange?
- Ergebnis der Maßnahme,
- Reaktionen des Patienten, Zustandsveränderungen, Besonderheiten.

Dokumentation der Durchführung: Herr Berger äußert Schmerzen im re. Kniegelenk, 12.30 Uhr Auflage eines Coolpacks re. Kniegelenk für 15 min., Schmerzen lt. Pat. ab 12.45 Uhr rückläufig. Meldet sich, falls Schmerzen wieder stärker werden.

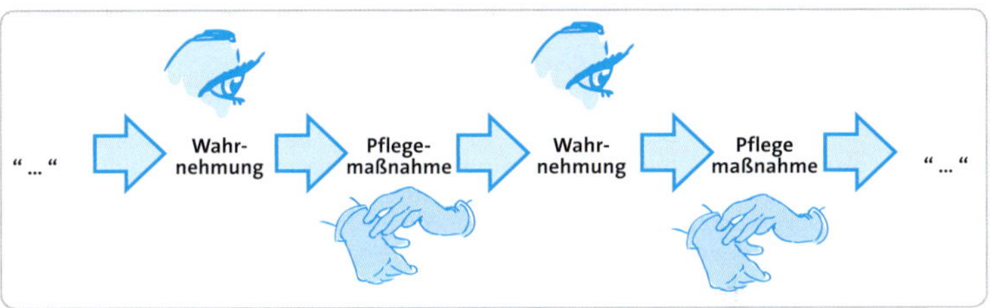

Beobachtungen und Wahrnehmungen durch Sehen, Hören, Fühlen, Riechen sowie Messergebnisse haben pflegerische Handlungen zur Folge. Diese wiederum verändern den Zustand des Patienten, woraus sich ggf. veränderte Pflegemaßnahmen ergeben.

Dokumentieren – Wie?

Damit die Dokumentation von allen beteiligten Personen richtig verstanden wird und keine Missverständnisse auftreten, müssen die folgenden **Regeln bei der Dokumentation** beachtet werden:

- Deutlich lesbar schreiben.
- Aus jeder Eintragung muss hervorgehen, wer, wann, welche Beobachtungen gemacht oder Tätigkeiten ausgeführt hat.
- Beobachtungen und Sachverhalte präzise, unmissverständlich und für jeden nachvollziehbar auf den Punkt bringen: klare Wortwahl, einfache, kurze Sätze.
- Fachsprache anwenden, keine Umgangssprache.
- Objektive Beschreibungen statt subjektiver Wertung.
- Keine selbst erfundenen oder unbekannten Abkürzungen verwenden.
- Bei Anwendung von Pflegestandards: Name und Version angeben.
- Keine Doppeldokumentation vornehmen.
- Zeitnah nach (nicht vor!) der Durchführung der Maßnahme dokumentieren.
- Dokumentenechte Stifte, z. B. Kugelschreiber verwenden. Bleistift oder Tinte sind nicht erlaubt.
- Fehlerhafte Eintragungen mit einem Strich durchstreichen. Änderungen mit Korrekturstiften, Radiergummi usw. sind verboten.
- Leere Spalten oder Zeilen mit einem Strich entwerten, damit keine nachträglichen Eintragungen vorgenommen werden können.
- Alle Eintragungen mit einem Handzeichen versehen, bestehend aus mindestens zwei Buchstaben.

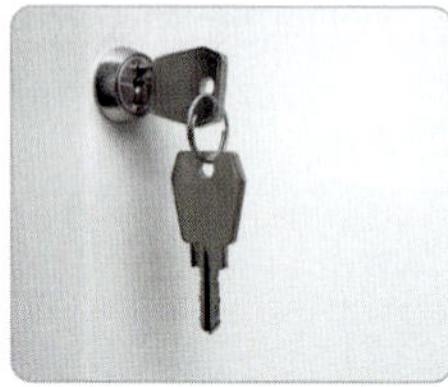

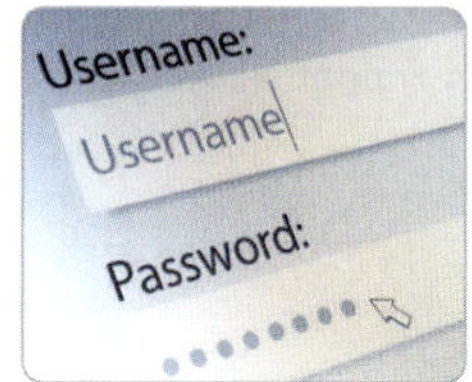

Patientendokumentationen müssen aus Gründen des Datenschutzes sicher aufbewahrt werden. Im stationären Bereich müssen sie vor dem Zugriff Unbefugter geschützt sein. EDV-gestützte Dokumentationen sind durch individuelle Passwörter der Pflegefachpersonen gesichert. Im ambulanten Pflegdienst verbleiben die Dokumentationen in der Wohnung des Klienten.

Wenn ein Arzt während eines Besuchs in einer Pflegeeinrichtung oder im Rahmen eines Hausbesuchs eine Verordnung tätigt, zeichnet er sie direkt im Dokumentationssystem ab. **Telefonische Anordnungen durch Ärzte** an Mitarbeiter in Seniorenheimen sollten die Ausnahme sein. In solchen Fällen ist es wichtig, dass die Pflegefachperson folgende Details dokumentiert: Art, Datum und Uhrzeit der Anordnung, Name des Arztes, Information, dass die Anordnung telefonisch gegeben wurde, Handzeichen.

5.2 Ein Protokoll schreiben

In der Schule, im Vereinsleben und im Berufsalltag werden zu verschiedenen Anlässen Protokolle geschrieben. In Einrichtungen der Medizin und Pflege sind es häufig Ergebnis-Protokolle von Teambesprechungen (siehe S. 114).

Funktionen eines Ergebnis-Protokolls

- Es **dokumentiert** das Besprochene und hat somit Beweiskraft im Falle späterer Unstimmigkeiten.
- Es **informiert**, so dass Abwesende sich später über Entscheidungen, Abstimmungsergebnisse, Termine usw. informieren können.
- Es kann später **kontrolliert** werden, ob Beschlüsse auch umgesetzt worden sind.

Ergebnisprotokoll Teambesprechung

Name der Einrichtung

Datum & Uhrzeit:	
Ort:	
Sitzungsleitung:	
Protokollschreiber/in:	
Anlage:	
Anwesende:	

Tagesordnung

1. Protokoll vom 11. März 20XX und offene Punkte
2.
3.
4. …

Nr.	Tagesordnungspunkt	Ergebnisse	Maßnahmen	Verantwortlich	Termin
1	Protokoll vom 11. März 20XX und offene Punkte				
2					
3					

.... Datum, Ort .... Protokollschreiber/-in .... Sitzungsleitung

Protokollierende können sich die Arbeit erleichtern, indem sie tabellarisch angelegte Protokoll-Vorlagen nutzt.

Gliederung und Inhalt des Ergebnis-Protokolls

- **Kopfteil:** Enthält die Basisinformationen.
  - Ort, Datum, Uhrzeit,
  - anwesende und fehlende Teilnehmerinnen,
  - Moderatorin/Sitzungsleitung,
  - Protokollführerin,
  - Tagesordnungspunkte (TOP).
- **Hauptteil:** Seine Gliederung ergibt sich aus den Tagesordnungspunkten.
  - inhaltliche Ergebnisse, Entscheidungen, Beschlüsse, Abstimmungsergebnisse,
  - vereinbarte Maßnahmen („Was…"),
  - Zuständigkeiten („…macht wer…")
  - und Termine („…bis wann?").

- **Schlussteil:**
  - Datum und Unterschriften von Protokollführerin und Moderatorin.

Sprache im Ergebnis-Protokoll

Das Ergebnisprotokoll wird im Präsens verfasst. Die Ausdrucksweise soll sachlich, neutral, ohne wertende Formulierungen sowie kurz und präzise sein. Wichtige Ergebnisse werden in ganzen Sätzen formuliert.

Außer dem Ergebnis-Protokoll gibt es auch das **Verlaufsprotokoll**. Es ist ausführlicher, indem es den Gesprächsverlauf in zeitlicher Abfolge wiedergibt. Neben den Informationen des Ergebnisprotokolls gibt es den Inhalt aller wichtigen Redebeiträge wieder, die in indirekter Rede festgehalten werden.

5.3 Eine Facharbeit schreiben

Eine Facharbeit ist eine umfangreiche Abhandlung zu einer vorgegebenen Problem- oder Themenstellung, z. B.: „Die Blutdruckmessung bei Patienten mit Hypertonie". Hierzu eignet sich der Schreiber das nötige Fachwissen an, um es anschließend auf etwa 10-20 Seiten zu formulieren. Das Verfassen einer Facharbeit erfordert selbstständiges Denken, Konzentration und Ausdauer sowie die Fähigkeit, Arbeit über einen längeren Zeitraum zeitlich und inhaltlich selbstständig zu organisieren. Die erforderlichen Arbeitstechniken reichen von der Erfassung des Themas über den Erwerb und die Sortierung des Wissens bis hin zu einer verständlichen und anschaulichen Darstellung.

Das Erstellen einer Facharbeit lässt sich grob in drei Abschnitte gliedern:
1. Informationen sammeln
2. Informationen strukturieren und aufschreiben
3. Text überarbeiten und korrigieren

Informationen sammeln

- Wie lautet das Thema, die Problemstellung?
- Über welche Informationen verfüge ich bereits, worüber benötige ich weitere Informationen?
- Wo bzw. von wem erhalte ich die fehlenden Informationen? Sind meine Informationsquellen verlässlich und qualitätsgeprüft?

- Informationen einholen. Dabei bereits Angaben zur verwendeten Literatur für das Literatur- und Abbildungsverzeichnis notieren.

Informationen strukturieren und aufschreiben

- Gesammelte Materialien ordnen und daraus eine vorläufige Gliederung (Inhaltsverzeichnis) erstellen. Diese mit der Problem- bzw. Aufgabenstellung abgleichen.
- Inhalte zu den einzelnen Gliederungspunkten in ganzen Sätzen als Text ausformulieren.

Text überarbeiten und korrigieren

- Gliederung und Textabschnitte/Textinhalt überprüfen. Bauen die Textabschnitte sinnvoll aufeinander auf?
- Korrigieren von Ausdruck-, Grammatik- und Rechtschreibfehlern.
- Formale Anforderungen erfüllen: Deckblatt, Inhaltsverzeichnis, Fußnoten, Literaturverzeichnis, Abbildungsverzeichnis, Anhänge, Versicherung der selbstständigen Anfertigung der Facharbeit, Ausdruck/Bindung/Heftung der Arbeit.

Tipps gegen Schreibblockaden:

- Sätze müssen nicht sofort druckreif formuliert sein. Schreiben Sie zunächst Ihre Gedanken auf, auch wenn sie noch nicht perfekt klingen. Den Text können sie später noch überarbeiten.
- Wenn Sie an einer Textstelle „hängenbleiben“: Schreiben Sie an anderer Stelle weiter und versuchen Sie es am nächsten Tag erneut.
- Neue Gedanken und Lösungen entstehen manchmal durch einen Orts- oder Arbeitsplatzwechsel.
- Machen Sie regelmäßig Pausen.

Eine Facharbeit beweist, dass ihr Verfasser in der Lage ist, ein Thema zu gliedern und systematisch schriftlich zu präsentieren. Hierzu hat sich die folgende inhaltliche Struktur etabliert:

Das Inhaltsverzeichnis: Im Inhaltsverzeichnis wird die Struktur der Arbeit veranschaulicht, indem die Kapitel und Unterkapitel systematisch aufgelistet, nummeriert und mit Seitenangaben versehen werden. Es kann erst kurz vor der Fertigstellung der Arbeit final erstellt werden, da Änderungen und Umstellungen im Hauptteil während der Arbeitsphase normal sind.

Inhaltsverzeichnis

Beispiel eines Inhaltverzeichnisses für eine Facharbeit zum Thema „Die Blutdruckmessung bei Patienten mit Hypertonie".

Die Einleitung: Das Vorwort soll den Leser mit dem Inhalt der Facharbeit vertraut machen. Worum geht es in der Arbeit? Welche Fragen werden beantwortet? Welche Inhalte werden dargestellt? Warum folgt die Facharbeit einer bestimmten Gliederung? Auf welchen Aspekt geht die Arbeit besonders ein und warum? Eine gute Einleitung macht den Leser neugierig auf das was kommt.

Der Hauptteil: Hier werden die Fachinhalte gemäß der Struktur des Inhaltsverzeichnisses ausführlich dargestellt. Kapitel für Kapitel werden die Inhalte systematisch erläutert. Inhaltlich können einzelne Kapitel unterschiedliche Funktionen erfüllen: Sie können informieren, darstellen, beschreiben, erklären, argumentieren usw. Einleitende und zusammenfassende Sätze erleichtern dem Leser das Verständnis einzelner Kapitel. Manchmal sind Schlusssätze eines Kapitels gleichzeitig die Überleitung zum folgenden Kapitel.

Der Schluss: Im Fazit der Facharbeit werden wichtige Inhalte aus dem Hauptteil zusammengefasst und ein Fazit gezogen. Je nach Themenstellung kann dies bedeuten: Welche Erkenntnisse der Schreiber der Arbeit gewonnen hat, welche Lösungen für ein Problem gefunden wurden, welche Antworten auf Fragen gegeben wurden, welche Fragen evtl. offen geblieben sind, welche persönlichen Erfahrungen man mit dem Gegenstand der Arbeit gemacht hat, welche Meinung man zum Thema hat usw.

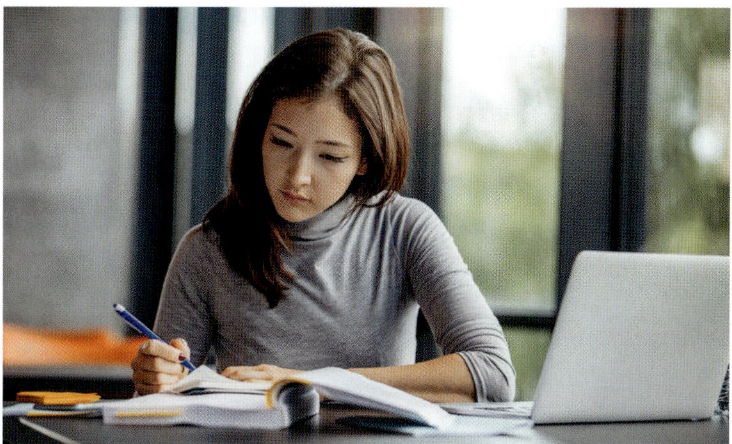

Eine Facharbeit ist die schriftliche Präsentation eines Fachinhaltes. Ihre Erstellung erfordert vom Schreiber Ausdauer sowie die Fähigkeit, die nötigen Arbeitsschritte selbstständig zu organisieren.

Checkliste Facharbeit

- Geplanten Umfang nicht über-/unterschreiten
- Formale Vorgaben beachten; links und rechts 3 cm Rand
- Deckblatt enthält alle Angaben: Name, Thema, Fach/curriculare Einheit/Lernfeld, evtl. Name der Einrichtung/der Schule/der Lehrkraft, Klasse, Abgabedatum
- Inhaltsverzeichnis ist komplett. Angaben der Seitenzahlen stimmen mit den Seiten in der Arbeit überein
- Vorwort führt zum Thema hin
- Im Hauptteil sind alle Kapitel korrekt nummeriert
- Kapitel enthalten eine gute Einleitung
- Sachliche Sprache ohne Umgangssprache
- Text in ganzen Sätzen, keine Wortwiederholungen, flüssiger Sprachstil
- Fehlerfreie Rechtschreibung und Grammatik
- Nachwort fasst wichtige Aspekte des Hauptteils zusammen
- Abbildungen sind sinnvoll platziert
- Literatur- und Abbildungsverzeichnis sind vorhanden
- Abgabedatum beachten

5.4 E-Mails schreiben

SO SO! ....
„DER OBERARZT, DIESER SCHNÖSEL, GEHT IHNEN ALSO SOWAS VON AUF DEN SENKEL“!!
„CC“....
VERD..!!!
OBACHT! MEHR SORGFALT BEIM MAIL ADRESSIEREN

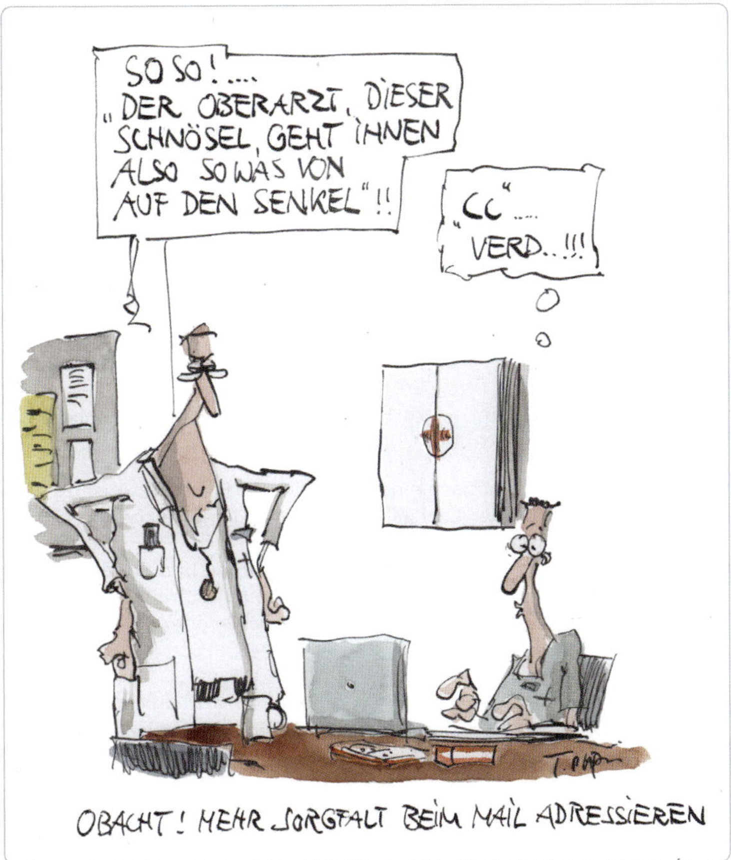

Der Berufsalltag lebt von den persönlichen Kontakten zu Patienten, Bewohnern und Klienten. Das macht die Arbeit in den Pflegeberufen abwechslungsreich und manchmal auch herausfordernd. Zum Beruf gehört jedoch auch der Schriftverkehr mit Arztpraxen, Krankenhäusern, Laboren, Krankenkassen usw. Der Mailverkehr spielt dabei eine wichtige Rolle.

Beachten Sie deshalb beim Schreiben einer dienstlichen E-Mail folgende Hinweise:

- In das Anschriftenfeld geben Sie die E-Mail-Adresse des Empfängers ein. Diese befindet sich in Ihrem Verteiler oder Sie fügen sie per Hand ein. Wenn Sie mehrere Adressen eingeben, trennen Sie diese durch ein Semikolon ohne Leerzeichen.
- In der Anschriftenzeile „Kopie“ (oder Cc) können Sie Adressen von untergeordneten Empfängern eingeben. Diese erhalten die E-Mail zur Kenntnis in Kopie. Alle Empfänger können in diesem Fall sehen, an wen die Mail versendet wurde.
- In der Anschriftenzeile „Blindkopie (oder Bcc) können Sie Adressen von weiteren Empfängern eingeben. Die hier eingetragenen Empfänger bleiben für die übrigen Empfänger unsichtbar.
- In der Betreffzeile weisen Sie stichwortartig, aber aussagekräftig, auf den Inhalt Ihrer Mail hin, damit der Empfänger die Mails leichter archivieren kann.

Schreiben Sie nicht: „Ihre Rechnung von Mittwoch“, sondern: „Rückfrage zur Rechnung vom 23.07.20XX“.

- Unter der Anrede folgt nach einer Leerzeile der Fließtext. Absätze werden ebenfalls mit einer Leerzeile abgegrenzt. Das gleiche gilt für die Grußformel und den Namen des Absenders.
- Gehen Sie sparsam mit Unterstreichungen, Farben und Fettdruck um.
- Bei E-Mails ins Ausland sollten Sie Umlaute ausschreiben (ä= ae, ö= oe, ü= ue), damit Wörter nicht verzerrt, mit Lücken oder unleserlich dargestellt werden.

In der DIN 5008 ist u. a. der geschäftliche E-Mail-Verkehr (Geschäftsbrief-Ersatz) geregelt. Hier finden sich zahlreiche Vorgaben, mit denen sich die geschäftliche Kommunikation professionell gestalten lässt.

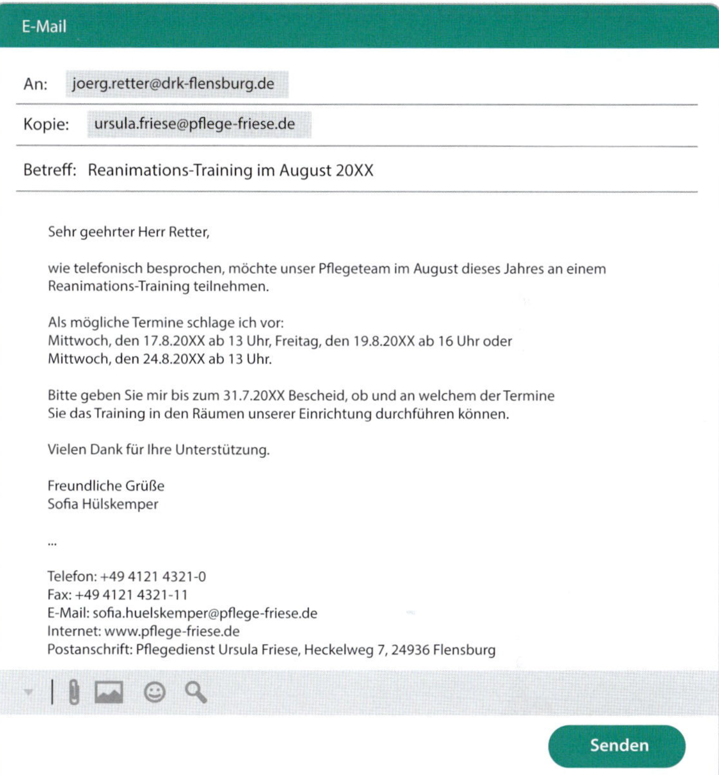

E-Mail

An: joerg.retter@drk-flensburg.de

Kopie: ursula.friese@pflege-friese.de

Betreff: Reanimations-Training im August 20XX

Sehr geehrter Herr Retter,

wie telefonisch besprochen, möchte unser Pflegeteam im August dieses Jahres an einem Reanimations-Training teilnehmen.

Als mögliche Termine schlage ich vor:
Mittwoch, den 17.8.20XX ab 13 Uhr, Freitag, den 19.8.20XX ab 16 Uhr oder
Mittwoch, den 24.8.20XX ab 13 Uhr.

Bitte geben Sie mir bis zum 31.7.20XX Bescheid, ob und an welchem der Termine Sie das Training in den Räumen unserer Einrichtung durchführen können.

Vielen Dank für Ihre Unterstützung.

Freundliche Grüße
Sofia Hülskemper

...

Telefon: +49 4121 4321-0
Fax: +49 4121 4321-11
E-Mail: sofia.huelskemper@pflege-friese.de
Internet: www.pflege-friese.de
Postanschrift: Pflegedienst Ursula Friese, Heckelweg 7, 24936 Flensburg

Senden

Beispiel einer dienstlichen E-Mail.

6 Vortragen und präsentieren in Schule und Beruf

6.1 Sprache und Körpersprache beim freien Sprechen

Fast jeder hat die Situation schon erlebt: Während jemand vor einer Gruppe von Zuhörern spricht, fällt einem an der Körpersprache des Redners auf, dass dieser sich ganz offensichtlich unwohl oder unsicher in seiner Rolle fühlt. Oder: Ein anderer scheint beim freien Sprechen voll „in seinem Element" zu sein.

Zu einer überzeugenden Vorstellung beim freien Sprechen tragen bei:

- zu 10 % die Worte,
- zu 40 % die Stimme,
- zu 50 % die Körpersprache.

Sprache und Körpersprache unterstützen oder unterstreichen die Glaubwürdigkeit und Überzeugungskraft des gesprochenen Wortes. Es zählt also nicht nur, was Sie sagen, sondern vor allem wie Sie es sagen. Die Ausdrucksstärke Ihrer Stimme und Körpersprache sind entscheidend. Wer mit brüchiger Stimme, zitternden Händen und Schweiß auf der Stirn vor anderen spricht, büßt erheblich an Überzeugungskraft ein.

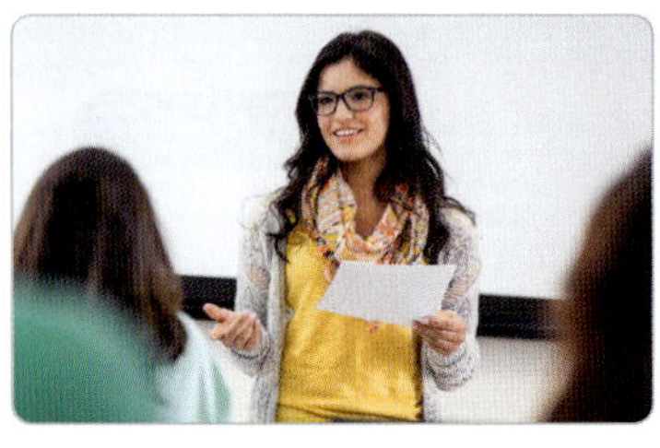

Sprache und Körpersprache haben Einfluss auf die Überzeugungskraft der sprechenden Person.

Die Körpersprache lässt sich anhand folgender Kriterien beurteilen:

- Körperhaltung,
- Mimik,
- Blickverhalten,
- Gesten,
- Sprechweise,
- Geruch.

In der folgenden Übersicht sind wichtige **nonverbale und paraverbale Signale** und ihre möglichen Interpretationsmöglichkeiten zusammengefasst. Sie dienen zur Orientierung, um zu erkennen, wie das eigene Verhalten beim freien Sprechen von den Zuhörern interpretiert werden kann.

Signal	Mögliche Bedeutung
Körperhaltung	
Übereinandergeschlagene Beine zum Gesprächspartner hin	Aufbau von Sympathie
Übereinandergeschlagene Beine vom Gesprächspartner weg	Andeutung von Ablehnung, Unwillen
Übereinandergeschlagene Beine, Knie dabei in die Hände gestützt	Skeptisch, kritisch
Füße im Sitzen dicht aneinander gestellt	Ängstlichkeit, überkorrekte Grundeinstellung
Breit auseinandergestellt Beine beim Sitzen	(Evtl. zur Schau gestellte) Lockerheit, Sicherheit, Rücksichtslosigkeit
Sitzen auf der Vorderkante des Stuhls	„auf dem Sprung sein“, Unsicherheit, Unruhe, Angst
Füße um Stuhlbeine geschlungen	Unsicherheit, Suche nach Halt
Mit den Füßen wippen	Ungeduld, Arroganz
Oberkörper weit nach vorn gelehnt	Interesse, Sympathie, Wunsch zu unterbrechen
Oberkörper weit zurück gelehnt	Desinteresse, Ablehnung
Mimik	
Offenes Lächeln und Lachen	Sympathie, Heiterkeit, Freude
Gequältes Lächeln	Schadenfreude, Ironie, Angst
Offenstehender Mund	Fehlende Selbstkontrolle
Zusammengepresste Lippen	Verkniffenheit, Kontaktarmut, Zurückhaltung
Heben der Augenbrauen	Erstaunen, Interesse, Ungläubigkeit, Arroganz
Mundwinkel nach oben	Optimismus, Aktivität
Mundwinkel nach unten	Pessimismus, Bitterkeit
Blickverhalten	
Häufiger Blickkontakt	Sympathie, Interesse
Häufiges Wegsehen, auf den Boden schauen	Unsicherheit, Verlegenheit, Desinteresse
Häufiger Lidschlag	Unsicherheit, Nervosität, Befangenheit
Gerader Blick	Offenheit, Vertrauen
Schräger Blick	Zurückhaltung, Skepsis
Augen sehr weit offen	Sympathie, Offenheit, Aufmerksamkeit
Augen wenig offen	Konzentration, Entschlossenheit, kritische Haltung
Zugekniffene Augen	Abwehr, Skepsis

Signal	Mögliche Bedeutung
Gesten	
Kräftiger Händedruck	Sicherheit, Aufrichtigkeit
Extrem kräftiger Händedruck	Rücksichtslosigkeit, Angeberei
Schlaffer Händedruck	Unsicherheit, Kontaktarmut, leicht beeinflussbar
Verschränkte Arme	Ablehnung, Verschlossenheit, Selbstschutz, Angst
Hand vor dem Mund während des Sprechens	Unsicherheit
Kopf auf die Hände gestützt	Langeweile, Nachdenklichkeit, Erschöpfung
Spielende Hände	Unsicherheit, Nervosität, Angst
Spitzes Dach mit den Händen formen	Arroganz, Abwehr
Anfassen der Nase	Verlegenheit, Nachdenklichkeit
Über den Hinterkopf streichen, an den Ohren zupfen	Verlegenheit, Unbehagen
Streichen des Kinns	Zufriedenheit, Nachdenklichkeit
Mit den Fingern trommeln	Nervosität, Ungeduld
Sprechweise	
(Sehr) laute Stimme	Selbstbewusstsein, Kontaktfreude, evtl. Geltungsdrang, Unbeherrschtheit
(Sehr) leise Stimme	Mangelndes Selbstbewusstsein, Schwäche, evtl. Sachlichkeit, Bescheidenheit
Wechselndes Sprechtempo	Unsicherheit, Unausgeglichenheit
Langsames Sprechtempo	Besonnenheit, Sachlichkeit, ausgeglichen, evtl. antriebsschwach
Hohes Sprechtempo	Unsicherheit, Nervosität
Ausgeprägte Gestaltung von Sprechpausen	Strukturiertheit, Disziplin, Selbstbewusstsein
Betonte/akzentuierte Aussprache	Lebhaftigkeit, Gefühlsstärke
Unbetonte/schwach akzentuierte Aussprache	Desinteresse, Gefühlsschwäche
Geruch	
Parfümiert	Werbend
Übermäßig parfümiert	Unsicher, vernebelnd, Aufmerksamkeit suchend
Schweißgeruch	Nervosität, ängstlich, ungepflegt, unordentlich

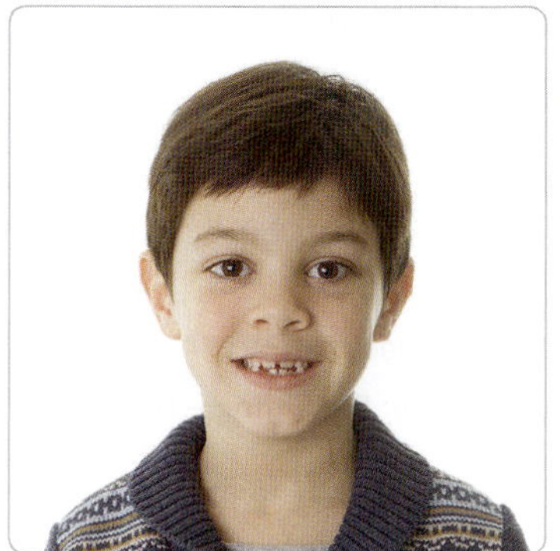
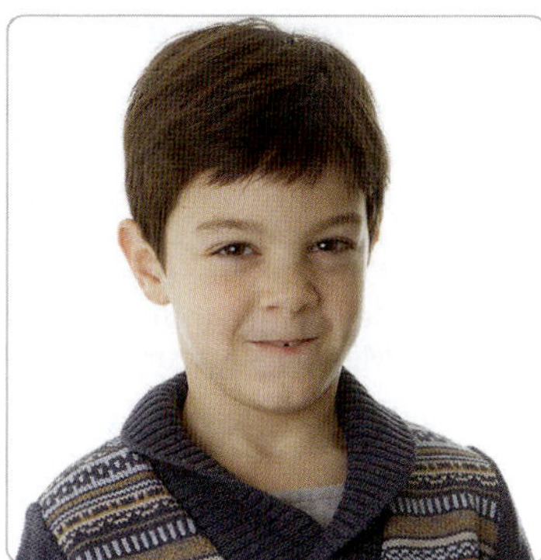
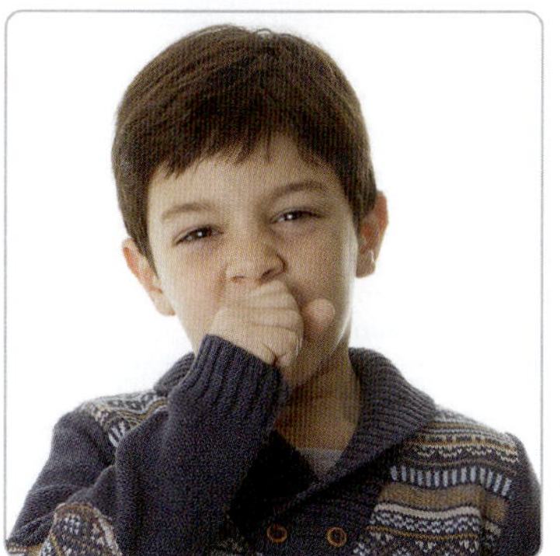
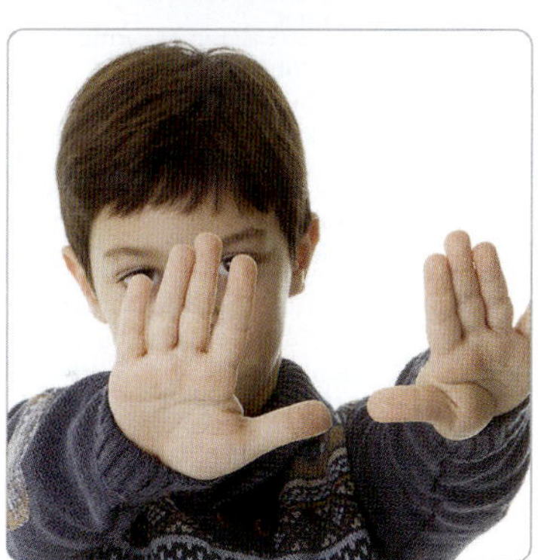
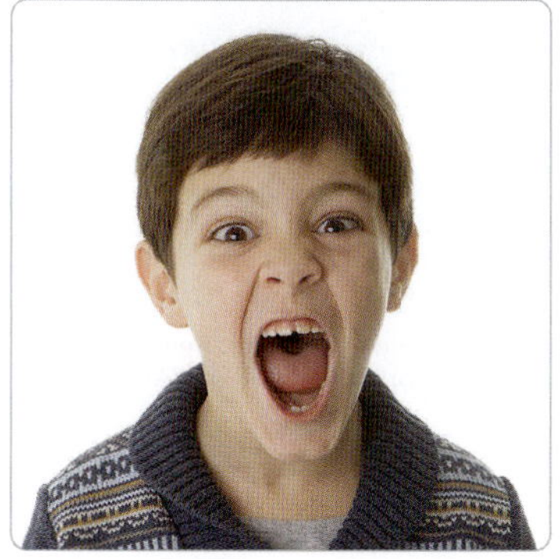
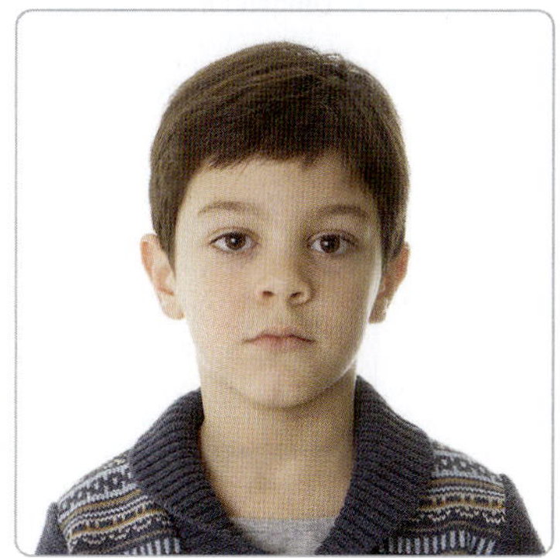

Body-Talk...wenn der Körper ohne Worte spricht.

6.2 Präsentieren und Medien einsetzen

Um eine Präsentation zu planen ist es wichtig, sich Gedanken zu folgenden Leitfragen zu machen:

- Was ist das Thema der Präsentation?
- Was ist das Ziel der Präsentation, z. B. Information, Appell?
- Wer sind die Zuhörer (Zielgruppe)?
- Wieviel Zeit steht zur Verfügung?
- Welche Medien sind zur Veranschaulichung geeignet?

Präsentationen haben einen dreiteiligen **Aufbau: Einleitung – Hauptteil – Schluss**. Am stärksten unterscheiden sich Präsentationen in ihren Hauptteilen, abhängig von dem Ziel, das mit ihnen verfolgt werden soll.

Aufbau	Inhalt
Einleitung	• Zuhörer begrüßen • Sich selbst vorstellen • Das Thema der Präsentation vorstellen
	„Vorhin haben wir ja das Referat von Mira und Colin zum Thema Nahrungsverweigerung gehört. Jacob und ich informieren euch jetzt über die PEG-Sonde."
	• Gelungenen „Aufhänger" für das Thema finden • Kurzüberblick über die Gliederung des Hauptteils geben
	„Zuerst erklären wir euch jetzt, für wen die PEG-Sonde überhaupt infrage kommt. Anschließend zeigen wir euch die PEG-Sonde im Detail und erklären euch, aus welchen Teilen sie besteht. Wir haben auch eine Sonde mitgebracht, die könnt ihr euch dann ansehen. Anschließend geht es um die Themen Verbandwechsel und Sondennahrung."
	• Ungefähre Dauer der Präsentation vorhersagen • Umgang mit Nachfragen klären
	„Wenn zwischendurch Fragen aufkommen, macht euch bitte eine kurze Notiz, wir beantworten alle eure Fragen am Ende des Referats."
Hauptteil	• Bedeutung des Themas ausführlich beschreiben
	„Colin und Mira haben erklärt, dass bei der Nahrungsverweigerung eine Option darin besteht, Speisen so anzubieten, dass durch Temperatur und Konsistenz weniger Schmerzen verursacht werden. Da stellt die PEG-Sonde eine Möglichkeit dar, die weit verbreitet ist..."
	• Inhalte der Präsentation klar gegliedert und in logischer Reihenfolge darstellen, z. B. Probleme – Lösungen; Vorteile – Nachteile; Argumente – Gegenargumente; „roter Faden" • Medien zur visuellen Unterstützung einsetzen, z. B. Modell, Plakat, PowerPoint-Präsentation, Handout usw.

Aufbau	Inhalt
Schluss	• Wichtige Inhalte zusammenfassen und wiederholen • Eventuell Ausblick in die Zukunft geben oder offene Fragen formulieren • Zuhörern Nachfragen ermöglichen und beantworten
	„Vielleicht gibt es noch ein paar Nachfragen von euch. Jetzt könnt ihr eure Fragen stellen. Wer möchte beginnen?“
	• Zuhörern für ihr Kommen/Zuhören danken, Verabschiedung

Bevor Sie mit dem Hauptteil der Präsentation beginnen, sollten Sie Ihre Zuhörer darüber informieren, ob diese zwischendurch Fragen stellen dürfen, oder ob es Ihnen lieber ist, wenn die Fragen erst am Schluss gestellt werden. Manche kommen „aus dem Konzept“, wenn sie zwischendurch von Fragen unterbrochen werden.

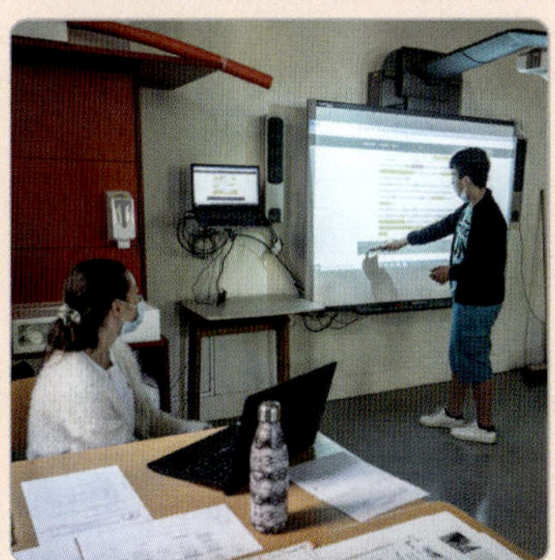

Sprache

- Einfache, kurze Sätze.
- Angemessenes Sprechtempo beibehalten und immer wieder Pausen einlegen – für den Redner zum Atem holen, für die Zuhörer zum „Verdauen“ der Informationen.
- Je nach Zuhörerschaft Fachsprache anwenden, erklären oder vermeiden (siehe S. 41).

Auftreten

- Regelmäßig Blickkontakt zu den Zuhörern herstellen.
- Möglichst frei sprechen, ggf. Moderationskarten zur Unterstützung nutzen.
- Aufrecht, sicher und frei im Raum stehen, auf Signale der Körpersprache beim freien Sprechen achten (siehe S. 152).

Auf sog. Moderationskarten (Format DIN A6) können Sie wichtige Stichworte notieren. Beschriften Sie die Karten einseitig. Schreiben Sie groß und leserlich. Karten durchnummerieren. „Regie-Hinweise" vermerken, z. B. „Diagramm 1 zeigen"; „Video-Clip einspielen".

Medien

Der Einsatz von Medien dient in erster Linie der visuellen Unterstützung der Präsentation. Ihr Inhalt soll dadurch veranschaulicht und das Verständnis unterstützt werden. Medien sind also **Mittel zum Zweck, nicht Selbstzweck**.

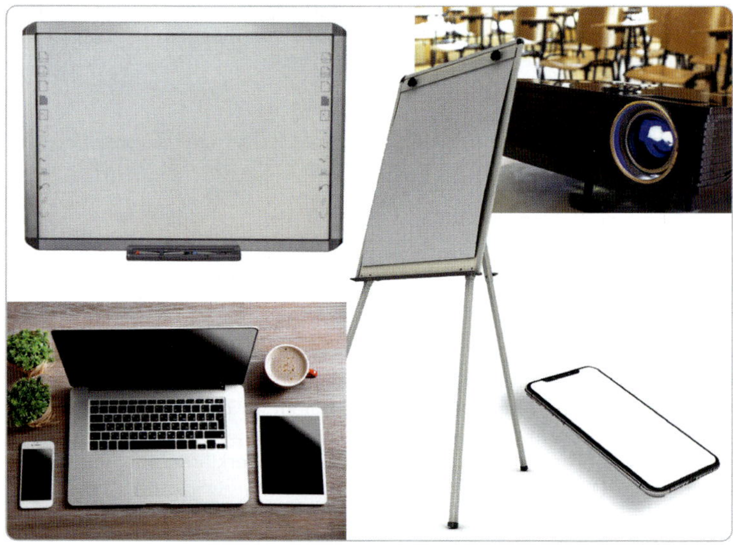

Beispiele für **Mittel zur Veranschaulichung**:

- Mit einer PowerPoint® Präsentation den mündlichen Vortrag durch die Wiedergabe wichtiger Inhalte in Kurzform/Stichworten begleiten.
- Tabellen, Grafiken, Zeichnungen, Mind-Maps, Fotos etc. mittels Laptop und Beamer zeigen.
- Videoclips und/oder Musik einspielen.
- Sachverhalte an Modellen, Gegenständen, Geräten oder Materialien verdeutlichen.

- Auf einem Plakat wichtige Inhalte visualisieren.
- Auf ein Flipchart oder eine Tafel schreiben.
- Dialog mit verteilten Rollen vortragen.

- Machen Sie sich vor der Präsentation unbedingt mit der Technik vertraut. Checken Sie ob und wie die Geräte funktionieren!
- Machen Sie aus einer Präsentation keine Medienschlacht. Für den Einsatz von Medien gilt: **Weniger ist mehr!**

Tipps für eine gute PowerPoint® Präsentation

- Titelfolie: Nennt das Thema kurz und knapp, macht neugierig, ein Bild sorgt für Emotionen.
- Gliederungsfolie: Bei umfangreichen Vorträgen gibt sie einen Kurzüberblick über den bevorstehenden Inhalt. Dann weiß der Zuhörer, was auf ihn zukommt.
- **Content first!** Der Inhalt steht an erster Stelle. Erst danach kommt die optische Gestaltung der Folien.
- Ein **einheitliches Folien-Layout** wirkt professionell. Verwenden Sie eine einheitliche, große Schriftgröße und eine schnörkellose Schriftart.
- Vermeiden Sie zu viele Informationen auf einer Folie. Nach Möglichkeit enthält **jede Folie nur wenige Zeilen** mit jeweils wenigen Wörtern. Je kürzer die Sätze, desto besser.
- Gehen Sie sparsam mit Videos, Sound und Animationen um. Die Aufmerksamkeit soll dem Präsentationsinhalt und der präsentierenden Person gelten, nicht dem Medium.
- Achten Sie auf **korrekte Rechtschreibung und Grammatik**. Fehler in einer Präsentation wirken unprofessionell.
- **Testen Sie Ihre Präsentation** vor „heimischem Publikum“. Bitten Sie z. B. Freunde und Familie um konstruktive Kritik. Der objektive Blick von außen hilft.

6.3 Mündliche und praktische Prüfungen

Mündliche und praktische Prüfungen zu absolvieren, ist für viele Auszubildende eine große Herausforderung. Nicht nur, dass man an einem Tag sein ganzes Wissen und Können bereithalten und in Top-Form sein muss, schlimmer noch: Lehrkräfte hören und schauen dabei zu. Das macht vielen Auszubildenden Angst. Sie werden nervös und verlieren den roten

Faden, den sie sich in der Vorbereitung mühsam erarbeitet haben. Um schwierige Situationen wie eine mündliche oder praktische Prüfung zu meistern, kann es sinnvoll sein, sich vorab mit folgenden Fragen zu beschäftigen:

- In welchen Situationen fühle ich mich oft unsicher oder ängstlich?
- Wovor genau hatte ich dabei Angst?
- Welche Auswirkungen hatte dies auf mein Verhalten in der Situation?
- Habe ich meine Angst in diesen Situationen schon einmal besiegt? Wenn ja, wie habe ich das geschafft?

Die **Ursachen von Prüfungsangst** sind vielfältig. Sie reichen von schlechten Prüfungserfahrungen in der Vergangenheit über hohe Erwartungen an sich selbst bis hin zu Druck von außen mit Angst vor Versagen und Gesichtsverlust.

Prüfungsangst zeigt typische Auswirkungen...	
auf den Körper	rot werden, zitternde Knie, trockener Mund, Harndrang, hoher Puls, feuchte Hände, starkes Schwitzen
auf das Verhalten	unvollständige Sätze sprechen, zu leise sprechen, zu schnell sprechen, undeutlich sprechen, keine oder unpassende Gestik und Mimik (siehe S. 153)
auf die Gedanken	Denkprobleme, Durcheinander der Gedanken, Vergesslichkeit, Blackout

Tipps für eine gute Prüfungsvorbereitung

- Bereiten Sie sich rechtzeitig auf die Prüfung vor. Teilen Sie sich den Lernstoff in überschaubare Tagesportionen ein.
- Sorgen Sie für ausreichend Schlaf während der Vorbereitungsphase.
- Legen Sie nach spätestens 90 Minuten Lernphase eine Lernpause ein.
- Beginnen Sie mit dem Lernen nicht erst wenige Tage vor der Prüfung. Wiederholen Sie am Tag vor der Prüfung nur das bereits Gelernte. Um Versäumtes nachzuholen, ist es nun zu spät.
- Trainieren Sie das (freie) Sprechen vor Eltern, Geschwistern oder Freunden mit Fachinhalten, die für die mündliche Prüfung wichtig sein könnten. Das schafft Sicherheit.

Unmittelbar vor der Prüfung

- Checken Sie in Ruhe, ob Sie alles dabeihaben, was Sie am Prüfungstag benötigen.
- Bei praktischen Prüfungen: Sind alle Geräte, Materialien und Unterlagen vollständig und einsatzbereit?

- Begeben Sie sich vor der Prüfung in einen ruhigen Raum/eine ruhige Ecke und versuchen Sie zu entspannen. Atmen Sie einige Male tief ein und aus.
- Besinnen Sie sich auf Ihre gute Vorbereitung und sagen Sie (laut oder leise) zu sich:

„Ich bin gut vorbereitet und habe viel gelernt. Ich habe darum gute Kenntnisse und das werde ich den Prüfern zeigen."

Was tun bei einem Blackout?

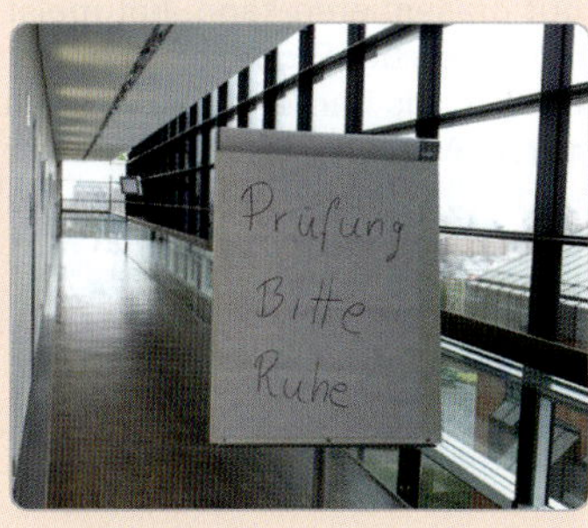

- Denken Sie „Stopp" und legen Sie eine kurze Pause ein. Wenn Sie stehen, gehen Sie ein paar Schritte, und schauen Sie nachdenklich. Einige Sekunden Sprechpause sind kein Problem, werden von den Zuhörern kaum bemerkt und niemals negativ ausgelegt.
- Versuchen Sie für kurze Zeit nicht an die Prüfungssituation, sondern an etwas ganz anderes zu denken, z. B. wie Sie den Abend nach der bestandenen Prüfung verbringen.
- Atmen Sie mehrmals langsam und tief ein und aus.
- Versuchen Sie es mit einem Schritt zurück: Wiederholen Sie die letzten Inhalte, über die Sie gesprochen haben. Bei praktischen Prüfungen: Beschreiben Sie nochmal, was Sie zuletzt getan haben. Viele finden so den „roten Faden" wieder.
- Seien Sie ehrlich. Geben Sie den Blackout offen zu. Die meisten Prüfer haben Verständnis und helfen z. B. mit einer neuen Frage oder Aufgabe. Schweigen allein würde den Eindruck mangelnder Vorbereitung erwecken.

Während der Prüfung

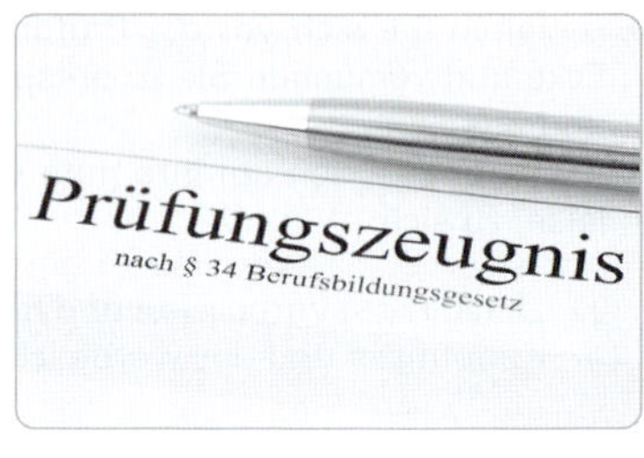

- Tragen Sie angemessene Kleidung, in der Sie sich wohlfühlen und die Sie nicht einengt.
- Lächeln Sie möglichst oft.
- Berücksichtigen Sie die Hinweise zur Durchführung einer Präsentation (Sprache, Auftreten, Medieneinsatz, siehe S. 162). Denn wer gut präsentieren kann, hat meist auch weniger Probleme in Prüfungen.
- Denken Sie immer daran: Sie selbst empfinden Ihre Prüfungsangst und deren Auswirkungen viel stärker als die Prüfer. Und: „Lampenfieber" und Prüfungsangst in Maßen mobilisiert physische und psychische Reserven und steigert dadurch Ihre Leistungsfähigkeit!

Kommunikationshilfen

Für Gehörlose und Hörgeschädigte

Unser Gehör ist ununterbrochen aktiv. Selbst dann, wenn wir schlafen. Schallwellen versetzen das Trommelfell in Schwingungen, welche über die Gehörknöchelchen im Mittelohr auf die Hörsinneszellen in der Schnecke im Innenohr übertragen werden. Gründe für eine Hörminderung sind insbesondere hohes Alter oder andauernde Lärmexposition. Mögliche Auswirkungen:

- Umgebungsgeräusche werden leiser gehört und deshalb z. B. der Fernseher sehr laut eingestellt.
- Hohe Frequenzen werden nicht mehr ausreichend verarbeitet und Laute wie f, s, sch, h, p, k nicht fehlerfrei unterschieden, z. B. Masse - Masche, raus - Haus, berechnen - besprechen.
- Es wird in normaler Lautstärke gehört, der gehörte Inhalt muss aber mehr oder weniger erraten werden, da Schallquellen nicht genau differenziert werden können, z. B. wenn in einem Restaurant der Gesprächspartner redet, die Umgebungsgeräusche aber zu sehr ablenken bzw. das Gehörte überdecken.
- Normale Geräusche werden als unangenehm empfunden, z. B. Sprechen wie Schreien, eine schließende Tür wie ein Knall.

Das Füllen von Hörlücken ist für den Hörgeschädigten anstrengend und mit Fehlern behaftet, wodurch Missverständnisse entstehen. Auf Dauer kann dies zum sozialen Rückzug der betroffenen Person führen. Im Folgenden werden beispielhaft Möglichkeiten aufgezeigt, die Gehörlosen oder Hörgeschädigten das Alltagsleben und die Kommunikation erleichtern.

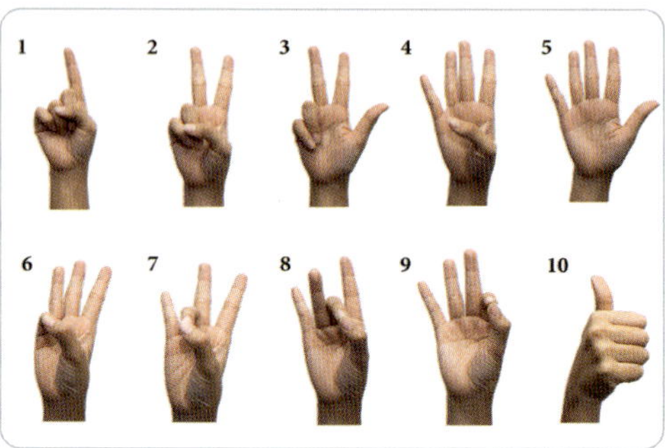

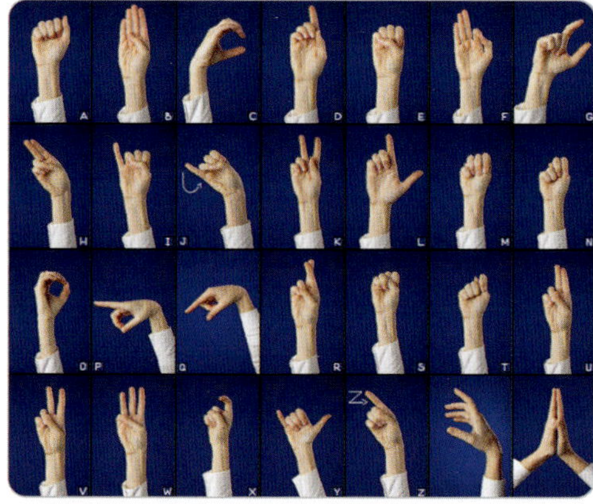

GEBÄRDEN FÜR EINZELNE BEGRIFFE
Danke
Danke
Bewegung nach vorne unten der offenen Hand mit dem Handrücken voran (die Finger aneinanderliegend).
Gut
Gut
Zeigefinger und Daumen bilden einen Kreis. Die anderen Finger bleiben gestreckt, während die Hand nach außen bewegt wird.
Lernen
Lernen
Zeigefinger und Daumen berühren sich an den Spitzen (bei gestrecktem Zeigefinger) und deuten an die Schläfe am Kopf.
Hörend
Hörend
Der Zeigefinger deutet auf das Ohr, die anderen Finger sind geschlossen. Die Hand wird vom Ohr weg bewegt.
Nein
Nein
Der vor dem Körper nach oben gerichtete Zeigefinger wird hin und her bewegt.
Ja
Ja
Daumen und Zeigefinger werden aus der geschlossenen Faust abgespreizt und in einer Drehbewegung hin und her bewegt.
Hallo
Hallo
Winken mit der offenen Hand (Handfläche zeigt dabei nach vorn).
Warum?
Warum?
Die nach oben zeigende geschlossene Faust nach rechts und links schwenken.
Besuchen
Ich besuche dich
Vorwärtsbewegung der rechten Hand über die quer dazu stehende linke Hand.
Buch
Buch
Die aneinander gehaltenen Handflächen symbolisieren ein aufgeklapptes Buch, in dem gelesen wird. Der Gesichtsausdruck kann die Meinung zum Buch widerspiegeln.

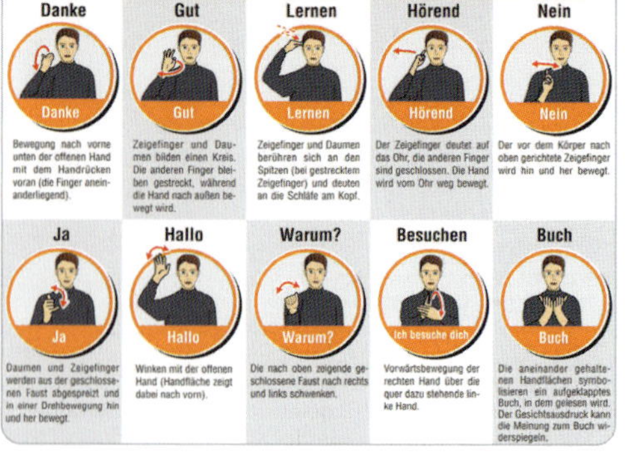

Gebärdensprache: Es handelt sich um eine visuell-gestische Sprache, die man sieht, anstatt sie hören zu müssen. Mit ihr steht schwerhörigen und gehörlosen Kindern, Erwachsenen und deren Angehörigen eine vollwertige Kommunikationsmöglichkeit zur Verfügung. Insbesondere für gehörlose Kinder ist es von großer Bedeutung, dass sie sich in jeder Situation mitteilen können und sich verstanden fühlen. Zu gebärden bedeutet nicht, auf technische Hilfsmittel zu verzichten. Gebärden und Hörhilfen ergänzen sich.

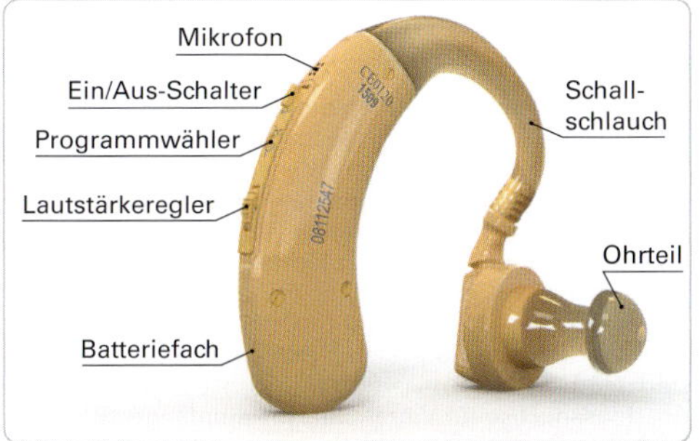

Hinter-dem-Ohr-Gerät (HdO-Gerät): Im Empfänger hinter dem Ohr befinden sich Mikrofon und Batterie. Die Schallausgabe erfolgt über einen dünnen transparenten Schlauch zum Ohrteil. Gut für hochgradigen Hörverlust geeignet. Telefonieren und Verbindung mit Bluetooth möglich. Leichtere Handhabung im Vergleich zum IO-Gerät. Diagnostik, Beratung und Anpassung durch HNO-Arzt und Hörakustiker erforderlich.

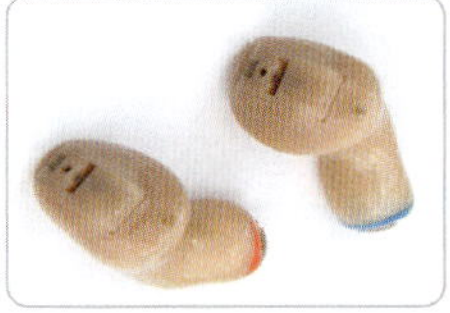

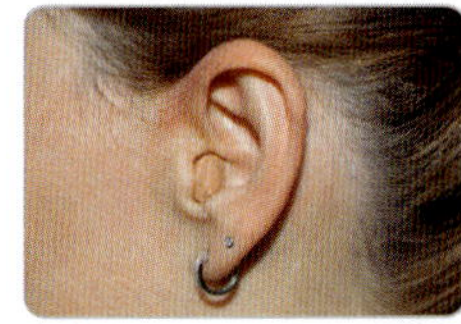

Im-Ohr-Gerät (IO-Gerät): Das Ohrmuschel-Gerät sitzt im Gehörgang und füllt teilweise die Ohrmuschel aus. Das Gerät ist unempfindlich gegen Berührung und Verrutschen. Besseres Richtungshören als bei HdO-Geräten. Jedoch schlechtere Belüftung des Gehörgangs und evtl. überbetonte Wahrnehmung der eigenen Stimme. Aufgrund der kompakten Bauart eignen sich IO-Geräte für leichten und mittelgradigen Hörverlust. Bluetooth-Verbindung und Telefonieren über IO-Geräte nur eingeschränkt möglich. Diagnostik, Beratung und Anpassung durch HNO-Arzt und Hörakustiker erforderlich.

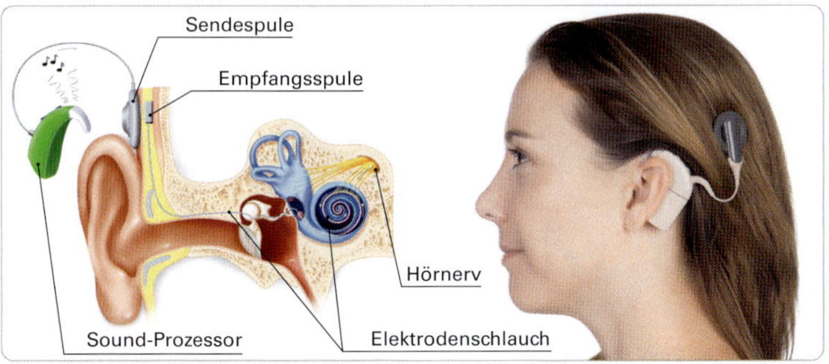

Cochlea-Implantat (CI): Kommt zum Einsatz, wenn herkömmliche Hörsysteme nicht ausreichen, weil das Innenohr geschädigt ist. Das CI besteht aus dem externen Sprachprozessor, der hinter dem Ohr getragen wird und dem internen Implantat. Der Prozessor mit seinem Mikrofon nimmt den Schall auf, transformiert ihn in elektrische Signale und wandelt diese in ein elektrisches Pulsmuster um. Dieses wird zum Implantat und weiter zur Schnecke (Cochlea) im Innenohr geleitet. Dort wird das Pulsmuster entschlüsselt, der Hörnerv stimuliert und die Signale an das Gehirn weitergeleitet. Diagnostik, Beratung und Anpassung durch HNO-Arzt und Hörakustiker erforderlich.

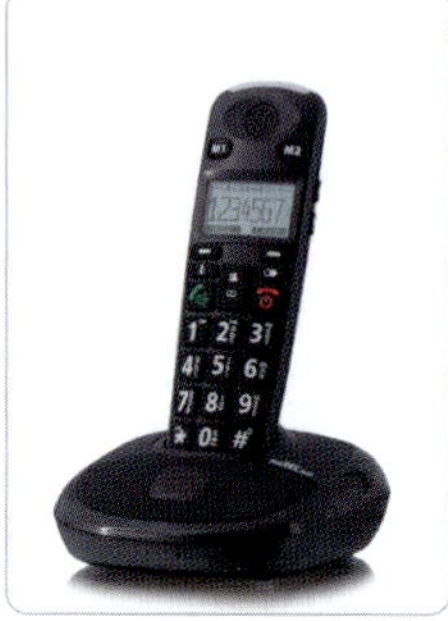

Hörkomfort-Telefon: Ein Problem gehörloser Menschen ist es, dass akustische Signalgeber weit verbreitet sind, um die Aufmerksamkeit eines Menschen zu erlangen. Telefon, Türklingel, Wecker und Rauchmelder sind Beispiele hierfür. Ein Hörkomfort-Telefon sorgt für einen deutlichen Klingelton und ein Lichtsignal. Lautstärke und Klangfarbe sind einstellbar. Neben den üblichen Telefon-Funktionen ermöglicht es eine Übertragung an entsprechende Hörsysteme oder an das CI. Hörverstärkung bis +40 dB, Anschlussmöglichkeit für Headset, Anschlussbuchse für Vibrations-Funkempfänger, Bluetooth-Funktion.

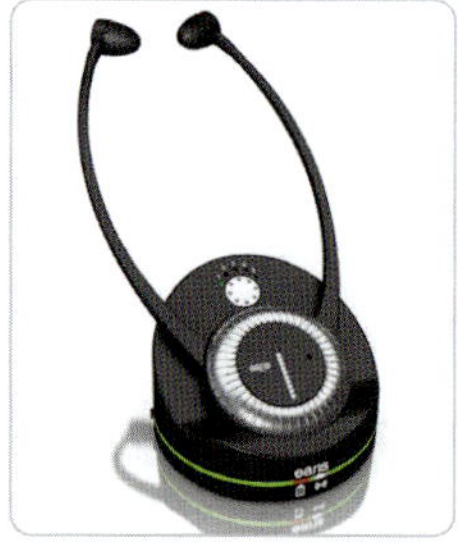

Digitaler TV-Kopfhörer: Ermöglicht das Fernsehen für Hörgeschädigte in der erforderlichen Lautstärke, ohne andere dabei zu stören. Verschiedene Hörprofile einstellbar, kabellose Anwendung, Lautstärkeregler (für rechts/links getrennt regelbar) am Hörer, Umschalten zwischen verschiedenen Audioquellen (z. B. TV, Radio) möglich.

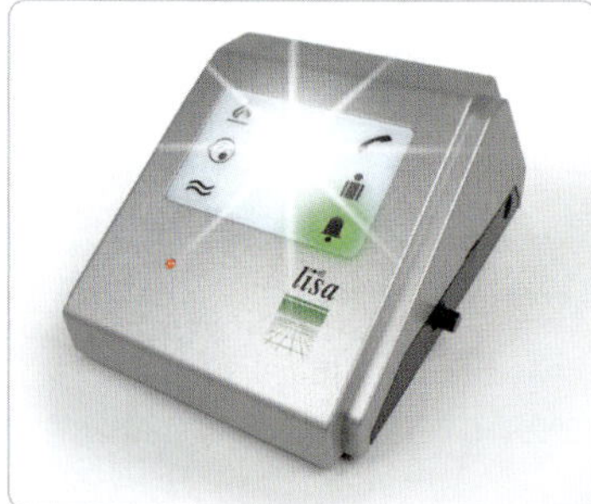

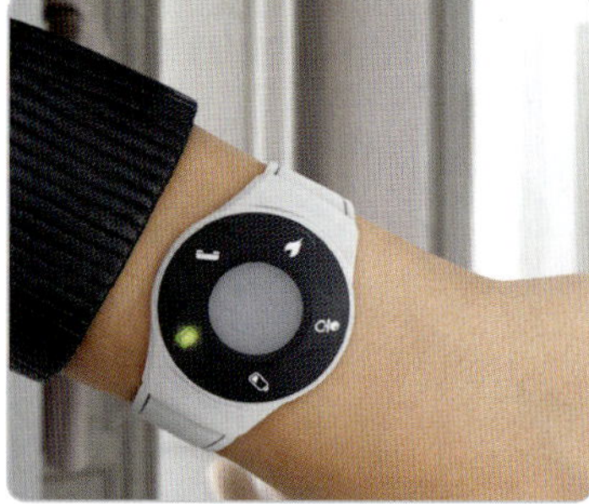

Signalanlagen-Empfänger: Armbandempfänger oder Tischblitzlampen empfangen die Funksignale eines kompatiblen Senders, z. B. Rauchmelder, Türklingel, Telefon und machen sich durch Vibration oder Lichtblitze bemerkbar.

Für Blinde und Sehbehinderte

Von Blindheit oder einer Sehbehinderung sind in Deutschland insgesamt 0,4 % der Menschen betroffen. Ab einem Alter von 75 Jahren liegt ihr Anteil bei 2,4 %. Die häufigsten Ursachen für eine Erblindung sind die altersbedingte Makuladegeneration sowie das Glaukom.

Blindheit (Amaurose) bezeichnet die Unfähigkeit eines oder beider Augen, Licht wahrzunehmen. Neben Menschen, die auf beiden Augen vollständig erblindet sind, werden in Deutschland auch diejenigen als blind bezeichnet, die eines der folgenden Kriterien erfüllen:

- Das besser sehende Auge besitzt nicht mehr als 2 Prozent der normalen Sehschärfe. Es wird nur noch Hell oder Dunkel wahrgenommen.
- Das Gesichtsfeld – Bereich, den man mit den Augen wahrnehmen kann, wenn man den Kopf ruhig hält und geradeaus blickt – beträgt weniger als 5 Grad.

Die folgenden Hilfsmittel erleichtern blinden und sehbehinderten Personen die Teilhabe am gesellschaftlichen Leben im Alltag.

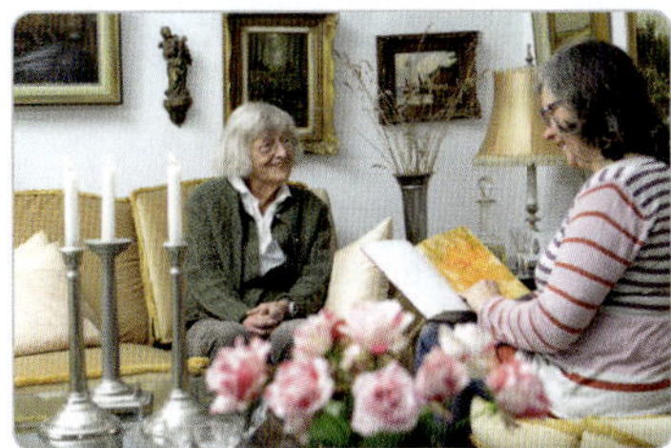

Vorlesen: Texte lesen und sich mit ihnen beschäftigen zu können ist ein wichtiger Teil der Persönlichkeitsentwicklung. Je nach Textart informiert, bildet oder entspannt das Lesen. Für Menschen, die nicht mehr lesen können, sind Vorleser wichtig, um ihnen weiterhin die Auseinandersetzung mit der Außenwelt zu ermöglichen.

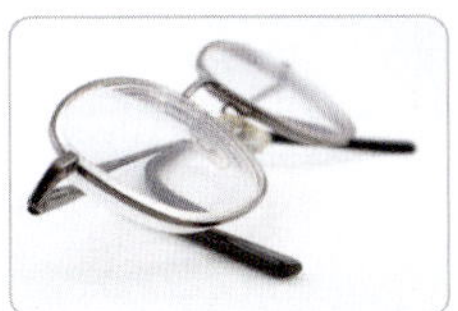

Brillen: Sie haben die Funktion, das einfallende Licht so zu brechen, dass trotz abweichender Form des Augapfels ein scharfes Bild auf der Netzhaut abgebildet wird.

Fehlsichtigkeit	Anatomischer Befund	Bildebene	Ausgleich durch
Kurzsichtigkeit (Myopie)	Augapfel zu lang	vor der Netzhaut	Zerstreuungslinse (Konkavgläser)
Weitsichtigkeit (Hyperopie)	Augapfel zu kurz	hinter der Netzhaut	Sammellinse (Konvexgläser)
Altersweitsichtigkeit (Presbyopie)	Linse verliert Elastizität	hinter der Netzhaut	Sammellinse

Ausgleich von Kurzsichtigkeit, Weitsichtigkeit und Altersweitsichtigkeit durch unterschiedliche Brillengläser.

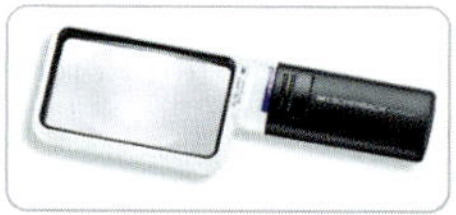

Lupen: Es gibt sie in unterschiedlichen Linsengrößen und -stärken. Batteriebetriebene LED-Leuchtlupen können verschiedenfarbiges Licht abstrahlen und sorgen so je nach Lichtsituation für eine optimale Abbildungsqualität.

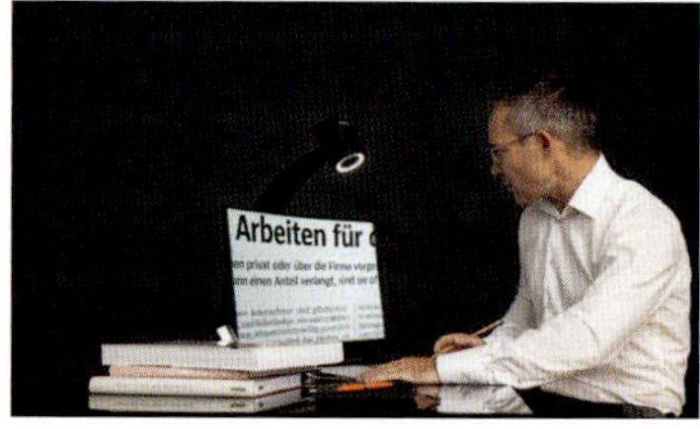

Bildschirmlesegerät: Zum Zeitung lesen, Fotos ansehen, Briefe schreiben usw. Je nach Bildschirmgröße können die Geräte bis zu 70-fach vergrößern. Autofokus, Kontrast- und Farbeinstellungen ermöglichen je nach Augenerkrankung eine individuelle Einstellung.

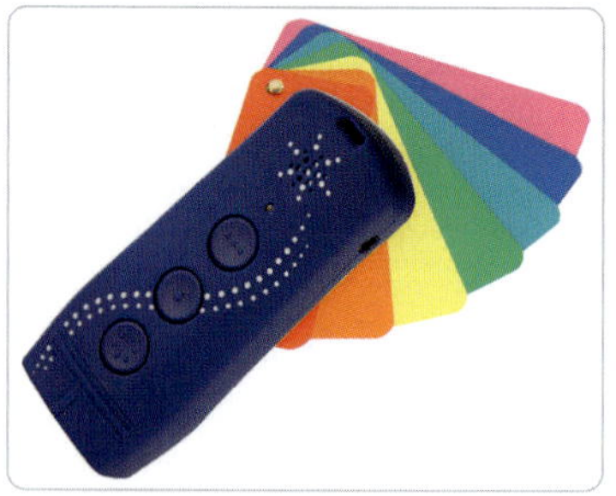

Farberkennungsgerät: Erkennt die Farbe verschiedener Gegenstande oder Materialien, z. B. Textilien, Holz, Obst usw. Auch Nuancen, z. B. hellrot, dunkelrot werden erkannt. Die Sprachausgabe informiert über den Farbton. In lauter Umgebung können Kopfhörer angeschlossen werden.

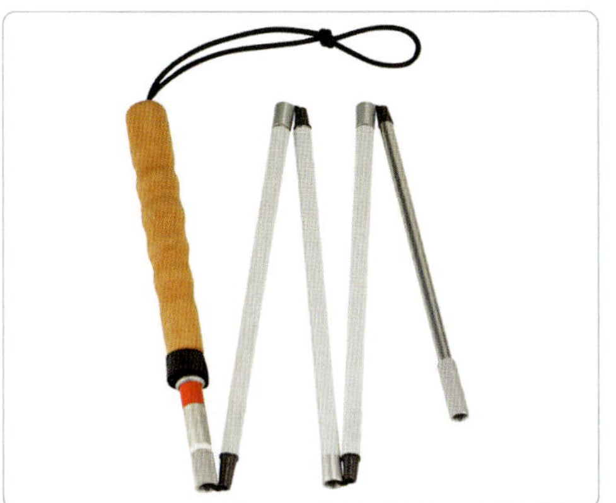

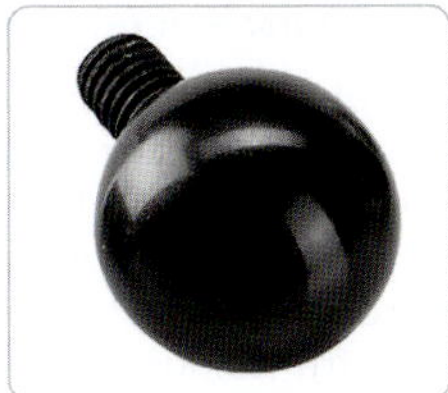

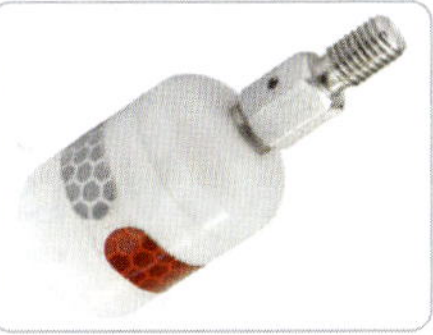

Blindenstock, Taststock, Orientierungsstock, Langstock: Dient der Orientierung blinder Personen. Der Stock sollte leicht und mit einer reflektierenden Beschichtung versehen sein. Es gibt Stöcke mit unterschiedlichen, auswechselbaren Spitzen, z. B. Kugelspitze, rollende Spitze.

Das deutsche Braille-Alphabet:

a b c d e f g h i j k

l m n o p q r s t u v

w x y z ä ö ü ß

Umlaute und Lautzeichen

ie ei eu äu au ch sch st

Ziffern

1 2 3 4 5 6 7 8 9 0

[=a =b =c =d =e =f =g =h =i =j]

Satz- und Sonderzeichen

% . , : ; - + ! ? / $

& < > » « ( ) = ' " *

[ ] _

Braille-Schrift: Maximal sechs Punkte – drei in der Höhe, zwei in der Breite – bilden die Grundlage für Punkte-Kombinationen, mit denen Buchstaben, Zahlen und Zeichen dargestellt werden können. Der Franzose Louis Braille entwickelte die sog. „Blindenschrift“ im Jahr 1925. Das Punktmuster wird von der Rückseite des Papiers eingedrückt und mit den Fingerspitzen auf der Vorderseite ertastet.

Für Menschen mit Sprach- oder Sprechstörungen

Unabhängig davon, welche Ursachen zu einer Sprach- oder Sprechstörung geführt haben, ist zumeist eine sprachtherapeutische oder logopädische Behandlung Teil des therapeutischen Konzepts. Dessen Erfolgsaussichten hängen von der Art und Ursache der Störung ab. Während sich Sprachentwicklungsstörungen und Sprechstörungen bei Kindern durch eine frühzeitige Therapie oft gut behandeln lassen, lässt die Sprachfähigkeit bei Demenzkranken trotz therapeutischer Bemühungen oftmals weiter nach. Währenddessen können verschiedene Hilfsmittel die Kommunikation mit Betroffenen unterstützen.

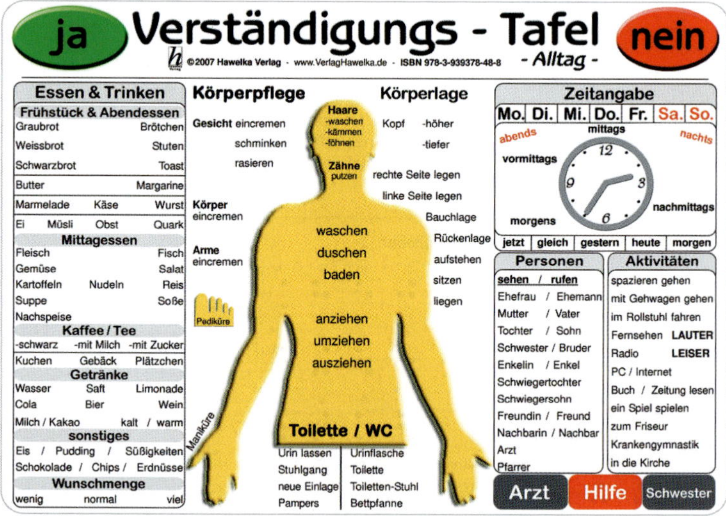

Verständigungstafeln: Sie geben dem Patienten die Möglichkeit, durch Zeigen auf ein beliebiges Wort mitzuteilen, was er möchte. Auch Antworten auf häufige Fragen im Alltag werden so ermöglicht.

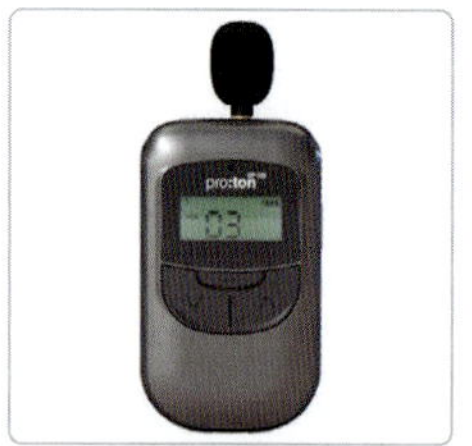

Stimmverstärker: Ermöglichen lautes und gut verständliches Sprechen bei krankheitsbedingt leiser Stimme. Spezielle Kehlkopf-Mikrofone können, z. B. nach Operationen am Kehlkopf, auch sehr schwache Laute aufnehmen und verstärken.

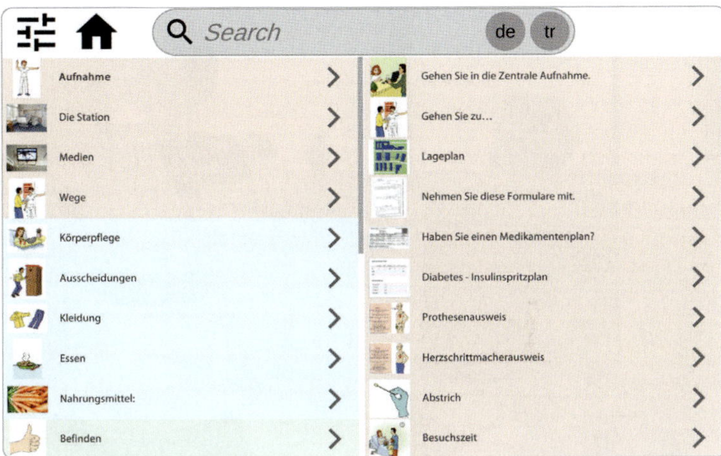

Bilder-Apps: Sie sind zu unterschiedlichen Themenfeldern, z. B. zum Thema Pflege erhältlich. Sie dienen der Verständigung mit Patienten mit Sprachbarrieren, Sprech- oder Sprachstörungen oder fremdsprachigen Patienten.

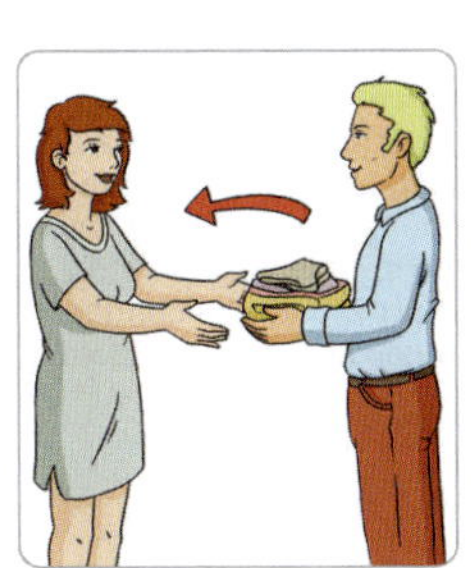

Der Besuch soll persönliche Sachen mitbringen.

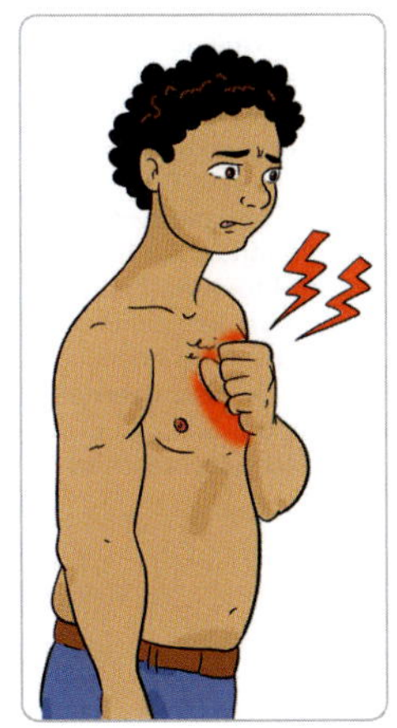

Ich habe Herzschmerzen.

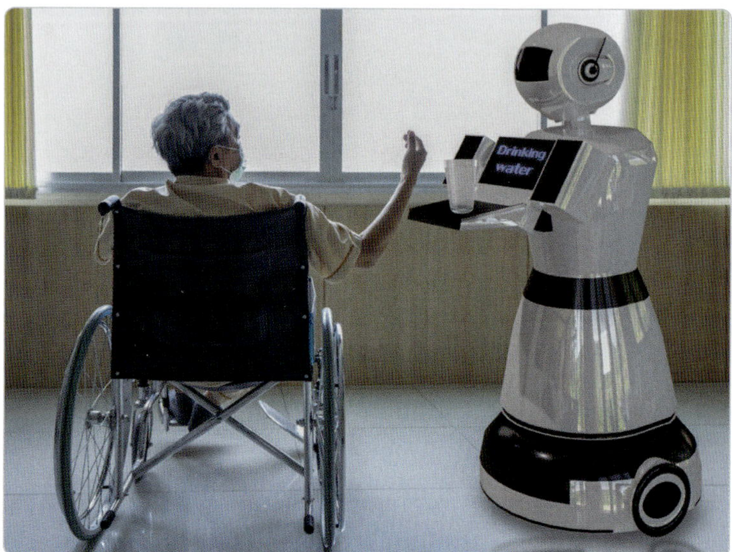

Künstliche Intelligenz (KI) in der Pflege: Schwerhörigkeit, Blindheit, Sprach- oder Sprechstörungen – unabhängig davon, welche Art der Störung der Kommunikationsfähigkeit vorliegt: Betroffene Menschen benötigen Zuwendung und Begleitung. Technologischer Fortschritt kann hierbei unterstützen. KI kann Pflegefachkräfte jedoch nicht ersetzen. Denn Emotionalität und menschliche Nähe sind nicht künstlich zu erzeugen. KI kann jedoch das Verhalten von Patienten und Bewohnerinnen beobachten, analysieren und interpretieren. Wenn also durch KI beispielsweise ein sog. „Pflege-Roboter" an die Einnahme von Medikamenten erinnert, singt und tanzt, Demenzkranke über GPS-Tracker ortet, Personen angepasst an Situation, Zeit und Ort mit Informationen oder Unterhaltung versorgt oder Pflegende bei körperlich anstrengenden Tätigkeiten unterstützt, kann er den Pflegenden mehr Zeit für menschliche Zuwendung verschaffen und so die Qualität der Pflege unterstützen. Kritisch werden u. a. ethische Aspekte wie die Achtung der Selbstbestimmung sowie der Schutz der Privatsphäre der zu Pflegenden gesehen. Die Zukunft wird zeigen, welche technischen Neuerungen sich im Berufsfeld Pflege durchsetzen.

Sachwortverzeichnis

Quellenverzeichnis

Berkefeld, T.; Frie, G. (2021): Gesundheit und Pflege Basiskompetenzen. Hamburg: Verlag Handwerk und Technik.

Berkel, K. (1999): Konflikttraining – Konflikte verstehen, analysieren, bewältigen. München: Sauer Verlag.

Bindernagel, D. (2020): Kommunikation: Wie gute Gespräche mit Kindern gelingen. In: Deutsches Ärzteblatt Heft 10/2020, 117.

Deutsche Gesellschaft für Psychiatrie und Psychotherapie, Psychosomatik und Nervenheilkunde (DGPPN) (Hrsg.) (2017): S3-Leitlinie und Nationale Versorgungsleitlinie (NVL): Unipolare Depression. – Langfassung.

Deutsche Gesellschaft für Kinder- und Jugendpsychiatrie, Psychosomatik und Psychotherapie (DGKJP) (Hrsg.) (2013): Behandlung von depressiven Störungen bei Kindern und Jugendlichen. Evidenz- und konsensbasierte Leitlinie (S3).

Deutscher Hospiz- und Palliativverband e.V. (2022): Trauerarbeit, unter www.dhpv.de/themen_trauerarbeit.html [07.04.2022].

Frie, G. (2018): Deutsch, Kommunikation und Präsentation für MFA und ZFA. Hamburg: Verlag Handwerk und Technik.

Frie, G. (2018): Pflege Basis pocket. Hamburg: Verlag Handwerk und Technik.

Frie, G. (2020): Pflege praktisch. Hamburg: Verlag Handwerk und Technik.

Frie, G.; Menche, N. (2022): Lehrbuch Gesundheit für die berufliche Oberstufe. Hamburg: Verlag Handwerk und Technik.

Gordon, T. (2017): Gute Beziehungen – Wie sie entstehen und stärker werden. Stuttgart: Klett Cotta.

Gordon, T. (2012): Familienkonferenz in der Praxis – Die Lösung von Konflikten zwischen Eltern und Kind. München: Heyne Verlag.

Hirschhausen, E.v. (2020): Humor hilft heilen. In: Physiopraxis 3.2020, Stuttgart: Thieme-Verlag: 50-54.

Holtel, M.; Neufang, A. (2021): Kommunikation: Mit Dementen sprechen. In: Deutsches Ärzteblatt 118. Köln: Deutscher Ärzteverlag.

Kassenärztliche Bundesvereinigung (2017): Vielfalt in der Praxis. Patienten mit Migrationshintergrund: Infos zur Gesundheitskompetenz und Tipps für die Kommunikation. Berlin.

Kassenärztliche Bundesvereinigung (2015): Barrieren abbauen. Ideen und Vorschläge für Ihre Praxis. Berlin.

Lasswell, H. D. (1987). The structure and function of communication in society. In: Gottschlich, M. (Hrsg.). Massenkommunikationsforschung. Theorieentwicklung und Problemperspektiven: 17-26.

Mantz, S. (2019): Kommunizieren in der Pflege. Kompetenz und Sensibilität im Gespräch. Stuttgart: Kohlhammer Verlag.

Mantz, S. (2015): Jedes Wort wirkt: Wer spricht, pflegt bereits; unter www.vdk.de/deutschland/pages/themen/69106/jedes_wort_wirkt_wer_spricht_pflegt_bereits?dscc=ok [07.04.2022].

Merkt, H.; Schlipf, M. et. al. (2014): Ethische und interreligiöse Kompetenzen in der Pflege. Göttingen: Vandenhoeck & Ruprecht.

Quandt, T.; Scheufele, B. (2011): Ebenen der Kommunikation. Wiesbaden: VS Verlag für Sozialwissenschaften.

Richter-Kuhlmann, E. (2021): Halt am Lebensende. Betreuung schwerstkranker und sterbender Menschen. In: Deutsches Ärzteblatt, Jg. 188, Heft 50.

Rosenberg, M. (2016): Gewaltfreie Kommunikation – Eine Sprache des Lebens. Paderborn: Junfermann Verlag.

Rogers, C. (1987): Die nicht-direktive Beratung. Frankfurt am Main: Fischer-Taschenbuch-Verlag.

Schulz von Thun, F. (1998): Miteinander reden: 1 Störungen und Klärungen – Allgemeine Psychologie der Kommunikation. Hamburg: Rowohlt Verlag.

Schwarz, G. (2013): Konfliktmanagement. Wiesbaden: Gabler Verlag.

Schwerdt, C. (2021): Pflegedokumentation. Formulierungshilfen für den Pflegebericht. Hamburg: Verlag Handwerk und Technik.

Sulmann, D.; Väthjunker, S. (2022): Scham - Praxistipps für den Pflegealltag, Zentrum für Qualität in der Pflege. Berlin: Scham - Praxistipps für den Pflegealltag.

Stiftung Deutsche Depressionshilfe, (2022): Rat für Angehörige Depressionen; unter www.deutsche-depressionshilfe.de/depression-infos-und-hilfe/rat-fuer-angehoerige [07.04.2022].

Tietze, K.-O. (2003): Kollegiale Beratung, Problemlösungen gemeinsam entwickeln. Hamburg: Rowohlt Verlag.

Ullmann, E. (2018): Kommunikation: Humor im Arzt-Patienten-Kontakt; unter www.aerzteblatt.de/archiv/198774/Kommunikation-Humor-im-Arzt-Patienten-Kontakt [07.04.2022].

Völter C., Thomas JP., Maetzler W., Guthoff R., Grunwald M., Hummel T.: Sensory dysfunction in old age. In: Deutsches Ärzteblatt Int. 118/2021, 512–520.

Weigand, W. (2016): Supervision – Konzepte und Anwendungen, Stuttgart: Kohlhammer Verlag.

Bildquellenverzeichnis

123RF GmbH, Nidderau: S. 103 (Kasia Bialasiewicz)
akg-images GmbH, Berlin: S. 75/2 (akg-images / Straube)
Bellman & Symfon, Lüneburg: S. 166/4
Bund der Schwerhörigen e.V., Hamburg: S. 93 (Ralf Göppert, Bocholt)
Caretec International GmbH, Wien, Österreich: S. 168/4
dealSoft GmbH, Frankfurt am Main: S. 113
dpa-Picture-Alliance GmbH, Frankfurt am Main: S. 16/1 (picture-alliance / dpa); 23 (picture alliance / Everett Collection); 26 (Infografik); 62/2 (Infografik); 70 (dpa-Zentralbild); 75/1 (picture-alliance/ dpa); 77 (dpa Themendienst); 85/1 (Ralf Kuckuck); 157 (picture alliance/dpa | Frank Rumpenhorst)
DREIPUNKT® Schulze Media GmbH, Gadenstedt: S. 164/3
Eschenbach Optik GmbH, Nürnberg: S. 168/2
F1online digitale Bildagentur GmbH, Frankfurt am Main: S. 45 (Olaf Döring RM imageBROKER); 112 (RM Medicimage)
HUMANTECHNIK GmbH, Weil am Rhein: S. 166/1; 166/2; 166/3; 170/2
Illustrationsbüro Müller-Wegner, Hamburg: S. 10/2; 10/3
iStockphoto, Berlin: S. 12/1 (Peopleimages); 16/2 (FatCamera); 27 (miodrag ignjatovic); 29 (LumiNola); 31/1 (ands456); 73 (Fred-Froese); 79 (Lubo Ivanko); 115 (SDI Productions); 130 (vm); 142/2 (lekkyjustdoit); 152 (SDI Productions); 167/2 (bosenok)
Kramer, Angelika, Stuttgart: S. 19/1
Krausen, Scott, Mönchengladbach: S. 13; 20; 67; 68; 141
Krüper, Werner, Fotografie, Steinhagen: S. 9/3
mauritius images GmbH, Mittenwald: S. 50 (mauritius images / Onoky / Eric Audras); 62/1 (mauritius images / Onoky / Eric Audras); 64/1 (mauritius images / Cavan Images / Stephanie Moore); 64/2 (Werner Otto); 72 (imageBROKER / Ralph Kerpa); 76/1 (Alamy / Jochen Tack); 96 (Ulrich Niehoff / imageBROKER); 111/2 (mauritius images (Onoky / Eric Audras); 161 (imageBROKER / Thomas Frey); 165/4 (BSIP / Jacopin)
Medienagentur Leupolt, Halle (Saale) www.fakoo.de: S. 169/4
Neese, Anika, Fotodesign, Berlin: S. 92/1; 92/2
Ossenberg GmbH, Rheine: S. 169/1; 169/2; 169/3
Plaßmann, Thomas, Essen: S. 11; 30; 35; 41; 49; 55; 66; 80; 94; 110; 119; 129; 133; 137; 149
Prof. Dr. F. Schulz von Thun Schulz, von Thun Institut für Kommunikation, Hamburg: S. 18
Roman Bold & Black, Köln: S. 8; 14; 15/1; 15/2; 19/2; 20 (Krausen, Scott, Mönchengladbach); 22; 25; 33; 37; 42; 57; 58/2; 63/1-3; 78/1; 81; 83; 86; 109/1; 116; 126; 127/1; 127/2; 135; 143; 151
Science Photo Library - Ein Unternehmensbereich der StockFood GmbH, München: S. 76/2 (West, Jim)
setzer verlag e.K., Stuttgart: S. 171/1; 171/2; 171/3
Shutterstock Images LLC, New York, USA: S. 9/1 (Kzenon); 9/2 (Monkey Business Images); 9/4 (Venus78); 9/6 (Pixel-Shot); 9/7 (Robert Kneschke); 9/8 (Rido); 9/9 (Rido); 10/1 (Inside Creative House); 21 (igor kisselev); 36 (fizkes); 56 (Ljupco Smokovski); 58/1 (Monkey Business Images); 60 (mauritius images / Onoky / Eric Audras); 64/3 (sirtravelalot); 69/1 (White Space Illustrations); 69/2 (BearFotos); 75/3 (Dariusz Jarzabek); 82 (Ingo Bartussek); 85/2 (Ingo Bartussek); 88 (SeventyFour); 90 (Olena Yakobchuk); 98 (SB Arts Media); 106 (Photographee.eu); 109/2 (Monkey Business Images); 120 (Medicimage); 128 (Leonid Andronov); 136 (Rawpixel.com); 142/1 (asadykov); 147 (Jacob Lund); 158/1 (as-artmedia); 158/3 (denniro)1; 158/4 (Africa Studio); 158/5 (nepool); 164/1 (Vlevi); 164/2 (Tushchakorn); 165/1 (Maxx-Studio); 172 (PaO_STUDIO)
steller-technology GmbH & Co. KG, Salzatal: S. 168/3
stock.adobe.com: S. 9/5 (Halfpoint); 48 (Andreas Neßlinger); 78/2 (Stefano Pepperino); 101 (Gabriele Rohde); 105 (alex.pin); 108 (blende11.photo); 124 (Robert Kneschke); 155/1,5,6 (Nosvos); 155/2,3,4 (Nosvos); 158/2 (3dmavr); 162 (blende11.photo); 165/2 (Ambrose); 165/3 (Yuli); 165/5 (elsahoffmann); 167/1 (Gerhard Seybert)
Verlag Hawelka (Verlag f. medizinische Karten), Erkrath: S. 170/1
Walle, Andreas, Hamburg: S. 12/2
Willibald Pschyrembel (Hg), Pschyrembel-Redaktion des Verlages, Pschyrembel Klinisches Wörterbuch, De Gruyter, 2020: S. 43
yourphototoday Ducke & Peric-Ducke GbR, Ottobrunn: S. 31/2; 111/1 (AJ_PHOTO_/ BSIP)